Gabriele Haß, Manfred Scherer

Recht und Qualitätssicherung in der Altenpflege

1. Auflage

Bestellnummer 31032

Bildungsverlag EINS

Haben Sie Anregungen oder Kritikpunkte zu diesem Produkt?
Dann senden Sie eine E-Mail an 31032_001@bv-1.de
Autoren und Verlag freuen sich auf Ihre Rückmeldung.

www.bildungsverlag1.de

Bildungsverlag EINS GmbH
Sieglarer Straße 2, 53842 Troisdorf

ISBN 978-3-427-**31032**-7

Inhalt

Vorwort

Alle pflegerischen Maßnahmen, die Arbeit der Einrichtungen in der Altenhilfe oder soziale Leistungen bewegen sich in einem vorgegebenen institutionellen, rechtlichen und betriebswirtschaftlichen Rahmen.

Erst die Auseinandersetzung mit den geltenden gesetzlichen Bestimmungen ermöglicht ein sicheres berufliches Handeln in der Pflege und eine fundierte Beratung von Pflegebedürftigen und deren Angehörigen. Zudem können dadurch die Organisation, Kooperation, Ökonomie und Effizienz sowie die Optimierung der Pflege in den Einrichtungen der Altenhilfe weiterentwickelt werden. Die Kenntnis der institutionellen, rechtlichen und betriebswirtschaftlichen Rahmenbedingungen in der Altenpflege ist eine wichtige Grundlage für Maßnahmen zur Qualitätssicherung.

Damit kann die vorliegende Sammlung mehrere Funktionen erfüllen: Zum einen sichert sie eine einheitliche Anleitung und Ausbildung von Pflegehilfs- und Pflegefachkräften. Die Inhalte können damit für die Schulen in der Ausbildung, aber auch für die Praxisanleiterinnen und Praxisanleiter eine fundierte Grundlage bilden, zumal sich die Rechtsgegenstände und Themen am Lernfeld 3.1 „Institutionelle und rechtliche Rahmenbedingungen beim altenpflegerischen Handeln berücksichtigen" der bundeseinheitlichen Altenpflege-Ausbildungs- und Prüfungsverordnung orientieren. Lernaufgaben und Lernsituationen lassen sich mit dieser Zusammenstellung der wichtigsten rechtlichen Rahmenbedingungen in der Pflege kompetent erarbeiten. Die Sammlung ermöglicht somit auch eine fundierte Vorbereitung für die Prüfung der Pflegeschülerinnen und -schüler. Nicht zuletzt werden auch interessierten Pflegebedürftigen und pflegenden Angehörigen Informationen und Anregungen für ihre Arbeit geboten.

Die vorliegende Sammlung erhebt nicht den Anspruch, umfassend die einzelnen Rechtsgegenstände abzudecken. Dies ist in dieser Form auch gar nicht zu leisten.

Die Zusammenstellung wichtiger rechtlicher Tatbestände soll ein Begleiter für den pflegerischen Alltag sein. Der feste, strapazierbare Einband sowie die Tatsache, dass jeder Rechtsgegenstand auf einer neuen Seite beginnt, unterstützen den Einsatz bei der Pflege vor Ort und in der Ausbildung.

Aufbau und Form der Sammlung haben zum Ziel, einen schnellen Überblick zu vermitteln. Dies wird insbesondere ermöglicht durch einen klaren, einheitlichen und übersichtlichen Aufbau sowie die Aufnahme von Schaubildern und Diagrammen.

Das vorangestellte Abkürzungsverzeichnis sowie das angehängte Stichwortverzeichnis bieten eine schnelle Orientierung und einen effizienten Zugriff auf bestimmte Inhalte.

Die in der Sammlung skizzierten institutionellen und rechtlichen Rahmenbedingungen sind einer ständigen Weiterentwicklung und Veränderung unterworfen. Informationen am Ende jedes Rechtsgegenstandes, insbesondere Internetadressen, geben Hinweise auf interessante aktuelle Informationsmöglichkeiten.

Die vorliegende Sammlung ergänzt die bisher in dieser Form erschienenen Werke des Verlages:
- Kompetent pflegen nach Standard (ISBN 978-3-427-31030-3)
- Krankheiten im Alter (ISBN 978-3-427-31031-0)

Die Autoren
Gabriele Haß und Manfred Scherer

Abkürzungsverzeichnis Gesetze und Rechtsverordnungen

AGG	Allgemeines Gleichbehandlungsgesetz
AltPflAPrV	Altenpflege-Ausbildungs- und Prüfungsverordnung
AltPflG	Altenpflegegesetz
ArbGG	Arbeitsgerichtsgesetz
ArbPlSchG	Arbeitsplatzschutzgesetz
ArbZG	Arbeitszeitgesetz
BaföG	Bundesausbildungsförderungsgesetz
BBiG	Berufsbildungsgesetz
BEG	Bundesentschädigungsgesetz
BErzGG	Bundeserziehungsgeldgesetz
BetrVG	Betriebsverfassungsgesetz
BeurkG	Beurkundungsgesetz
BGB	Bürgerliches Gesetzbuch
BKGG	Bundeskindergeldgesetz
BurlG	Bundesurlaubsgesetz
BVG	Bundesversorgungsgesetz
BWahlG	Bundeswahlgesetz
DrittelbG	Drittelbeteiligungsgesetz
FGG	Freiwillige Gerichtsbarkeit Gesetz
GewO	Gewerbeordnung
GG	Grundgesetz für die Bundesrepublik Deutschland
GSiG	Grundsicherungsgesetz
HeimG	Heimgesetz
HeimMindBauV	Heimmindestbauverordnung
HeimmitwV	Heimmitwirkungsverordnung
HeimPersV	Heimpersonalverordnung
HeimSicherungsV	Heimsicherungsverordnung
HGB	Handelsgesetzbuch
IfSG	Infektionsschutzgesetz
JarbSchG	Jugendarbeitsschutzgesetz
JGG	Jugendgerichtsgesetz
KSchG	Kündigungsschutzgesetz
LPartG	Lebenspartnerschaftsgesetz
MAVO	Mitarbeitervertretungsordnung
MitBestG	Mitbestimmungsgesetz
MPG	Medizinproduktegesetz
MuSchG	Mutterschutzgesetz
MuSchRiV	Mutterschutzrichtlinienverordnung
PBV	Pflege-Buchführungsverordnung
PersVG	Personalvertretungsgesetz
PolG	Polizeigesetz
PQsG	Pflegequalitätssicherungsgesetz
PsychKG	Psychisch-Kranken-Gesetz

RSV	Verordnung zur Durchführung des § 28 SGB XII (Regelsatzverordnung)
SGB	Sozialgesetzbuch
StGB	Strafgesetzbuch
TVG	Tarifvertragsgesetz
TvöD	Tarifvertrag für den öffentlichen Dienst
UBG	Unterbringungsgesetz
VBVG	Vormünder- und Betreuervergütungsgesetz
WoGG	Wohngeldgesetz
ZDG	Zivildienstgesetz

Inform@tionen

Das Bundesministerium der Justiz stellt in einem gemeinsamen Projekt mit der juris GmbH für interessierte Bürgerinnen und Bürger **nahezu das gesamte aktuelle Bundesrecht kostenlos im Internet** bereit. Die Gesetze und Rechtsverordnungen können in ihrer geltenden Fassung abgerufen werden. Sie werden durch die Dokumentationsstelle im Bundesamt für Justiz fortlaufend konsolidiert.

http://www.bundesrecht.juris.de/index.html

Systeme der sozialen Sicherung

1. Sozialrecht im Überblick

Rechtsgrundlage

- Art. 20 Abs. 1 GG
  Die Bundesrepublik Deutschland ist ein demokratischer und sozialer Bundesstaat.

! **Sozialstaatsprinzip:** Der Sozialstaat garantiert soziale Sicherheit und strebt soziale Gerechtigkeit an.

- SGB und Einzelgesetze (z. B. BaföG, BKGG, WoGG)

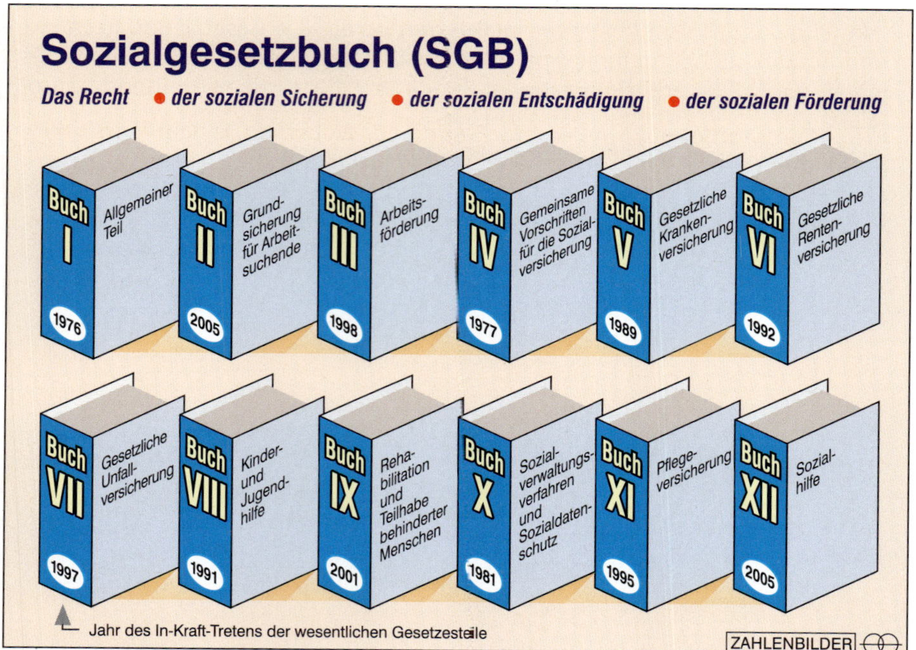

141 080

Ziele und Aufgaben

§ 1 SGB I

- Verwirklichung von sozialer Gerechtigkeit und sozialer Sicherheit
- Sicherung eines menschenwürdigen Daseins
- Schaffung gleicher Voraussetzungen für die freie Entfaltung der Persönlichkeit, insbesondere auch für junge Menschen
- Schutz und Förderung der Familie
- Ermöglichung des Erwerbs des Lebensunterhalts durch eine frei gewählte Tätigkeit
- Abwendung oder Ausgleich für besondere Belastungen des Lebens, auch Hilfe zur Selbsthilfe

Säulen des sozialen Systems

- **Soziale Vorsorge und Sicherung**
  Sozialversicherung: Kranken-, Renten-, Arbeitslosen-, Unfall- und Pflegeversicherung
- **Soziale Entschädigung (§ 5 SGB I)**
  z. B. Kriegsopferversorgung
- **Soziale Förderung**
  Ausbildungsförderung, Kindergeld, Elterngeld, Wohngeld, Kinder- und Jugendhilfe
- **Sozialhilfe**
  Hilfe zum Lebensunterhalt, Arbeitslosengeld II, Grundsicherung

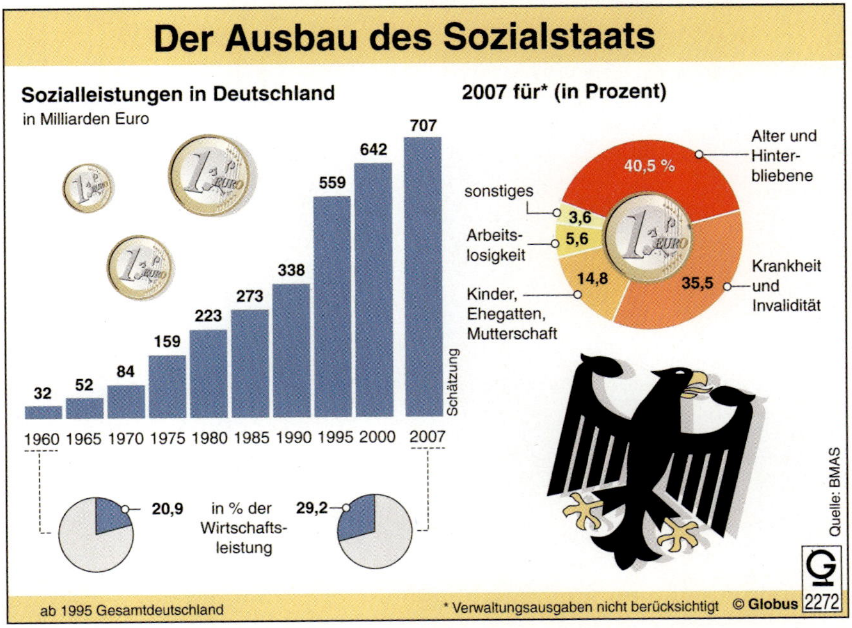

Das soziale Netz

Das Bild vom sozialen Netz verdeutlicht, dass Sozialleistungen vorrangig einen „Fall" und „Absturz" bei unverschuldeten Notlagen und individuell nicht abzusichernden Risiken verhindern sollen.

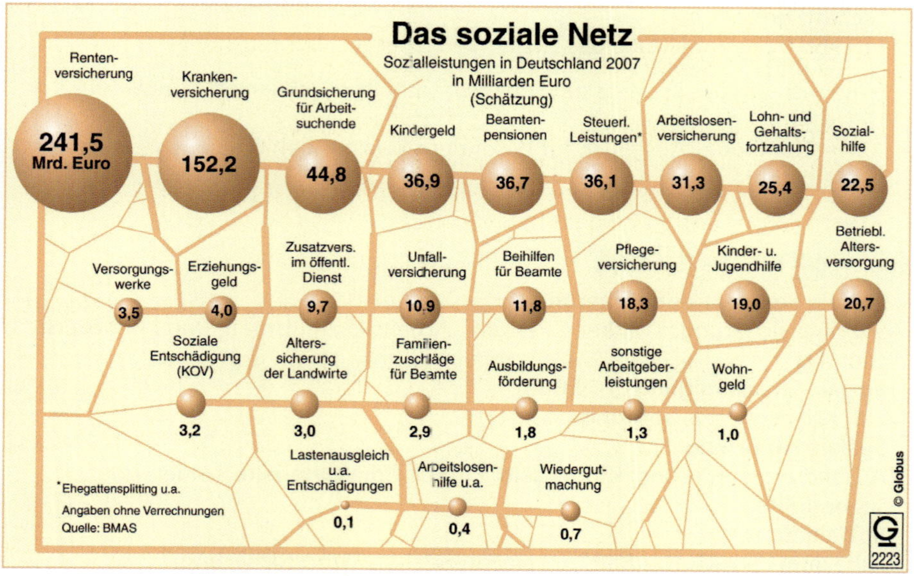

Inform@tionen

http://www.bund.de

http://www.sozialpolitik.de

2. Sozialversicherung im Überblick

Prinzipien

- **Solidarität**
  - Versicherte Risiken werden von den Versicherten gemeinsam (Solidargemeinschaft) getragen,
  - unabhängig vom Risiko des Einzelnen und seiner Beitragshöhe.
- **Versicherungspflicht**
  - seit 2009 sind alle Bürger versicherungspflichtig
  - 90 Prozent der Bevölkerung ist pflicht- oder freiwillig versichert
- **Beitragsfinanzierung und Umlageverfahren**
  - Beiträge der Arbeitnehmer und Arbeitgeber werden unmittelbar zur Finanzierung von Leistungen herangezogen
  - Zuschüsse des Staates aus Steuern
- **Selbstverwaltung**
  - Träger der Sozialversicherung arbeiten als öffentlich-rechtliche Körperschaft in Eigenverantwortung.
  - Beteiligung der Arbeitgeber und Arbeitnehmer durch Sozialwahlen
- **Äquivalenz**
  - gilt nur für die Rentenversicherung
  - Leistungen (Rente) richtet sich nach den gezahlten Beiträgen

Geschichte

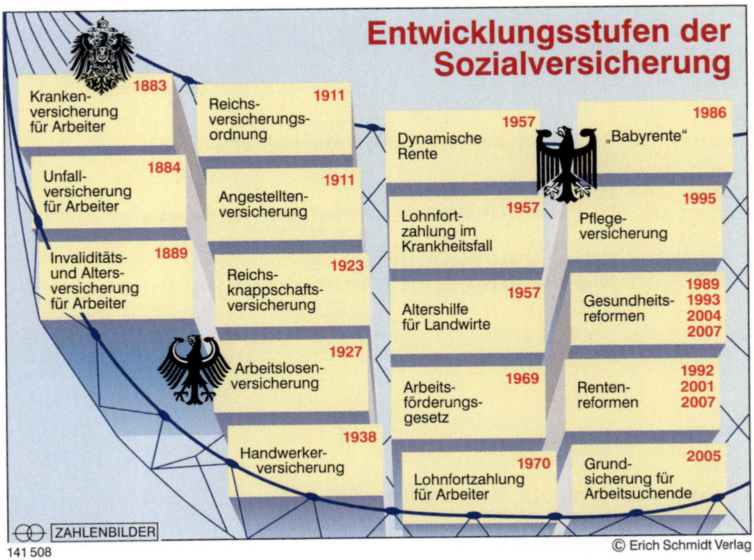

Inform@tionen

http://www.deutsche-sozialversicherung.de

3. Gesetzliche Krankenversicherung

Rechtsgrundlage

SGB V

Ziele und Aufgaben

§ 1 SGB V
- Erhaltung der Gesundheit
- Wiederherstellung der Gesundheit
- Besserung des Gesundheitszustandes

Träger

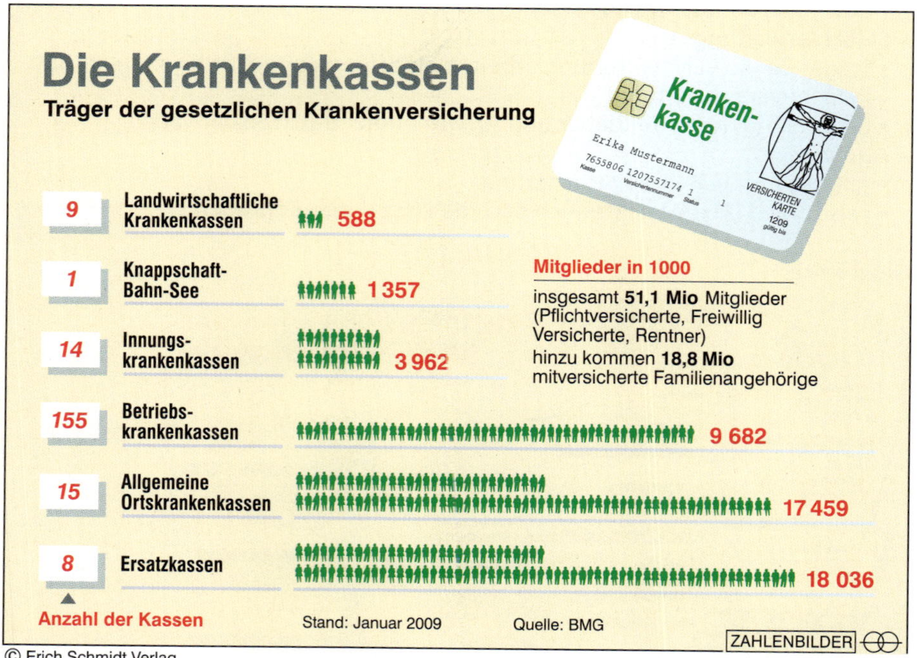

 146 160

Versicherte

- Pflichtversicherte
  - Arbeiter und Angestellte bis zur Versicherungspflichtgrenze (wird jährlich festgelegt; Berechnungsgrundlage: Jahreseinkommen jeweils in den letzten drei Jahren)
  - Rentner
  - Studenten, Praktikanten, Auszubildende
  - Bezieher von Arbeitslosengeld

- Familienversicherte
  - Ehepartner und Kinder, soweit nicht selbst gesetzlich krankenversichert
- Freiwillig Versicherte
  - Arbeitnehmer über Versicherungspflichtgrenze
  - Beamte oder Selbstständige, wenn nicht privat versichert

Beiträge

- Einheitlicher gesetzlicher Beitragssatz für alle Krankenkassen vom Bruttolohn, aber nur bis zur Beitragsbemessungsgrenze, die jährlich festgesetzt wird
- Arbeitnehmer und Arbeitgeber jeweils 50 %
- Sonderbeitrag von 0,9 % des Arbeitnehmers für Zahnersatzleistungen und Krankengeld
- Ggf. Zusatzbeitrag (pauschal oder einkommensabhängig) für die Versicherten, wenn die Beiträge der Krankenkasse nicht ausreichen
- Ggf. Kassenprämie (Beitragsrückerstattung an alle), wenn die Krankenkasse Überschüsse erwirtschaftet
- Wahltarife möglich, z. B. für besondere Versorgungsformen (Hausarzttarif, Desease-Management-Programme (DMP), Integrierte Versorgung) oder mit Selbstbehalt und Beitragsrückerstattung

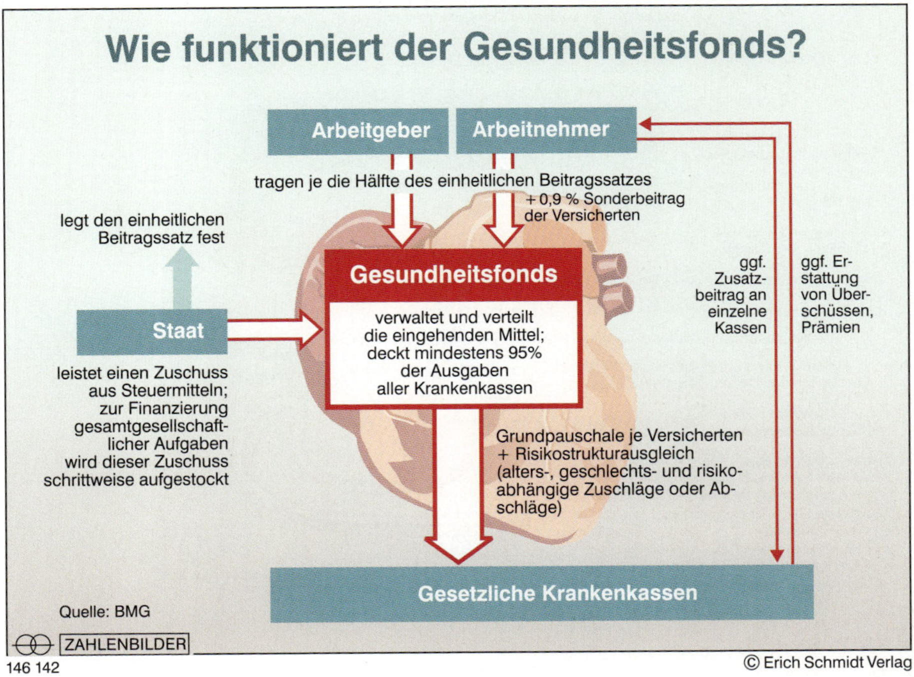

Leistungen

- Regelleistungen nach dem „Leistungskatalog“ bei allen Krankenkassen, insbesondere:
  - Ärztliche, zahnärztliche und psychotherapeutische Behandlung (Praxisgebühr von 10,00 EUR im Quartal)
  - Versorgung mit Arznei-, Verbands-, Heil- und Hilfsmitteln (ggf. Zuzahlungen s. u.)
  - Krankenhausbehandlung (Zuzahlung 10,00 EUR für höchstens 28 Tage)
  - Häusliche Krankenpflege
  - Krankengeld (nach sechs Wochen Lohnfortzahlung des Arbeitgebers für 78 Wochen für ein und dieselbe Krankheit innerhalb von drei Jahren; 70 % des Brutto-, aber höchstens 90 % des Nettoeinkommens)
  - Prävention und Vorsorgeuntersuchungen
  - Leistungen zur medizinischen Rehabilitation
  - Fahrtkosten
  - Schwangerschaft und Mutterschaft
  - Sonstige Leistungen
- Zusatzleistungen der einzelnen Krankenkassen

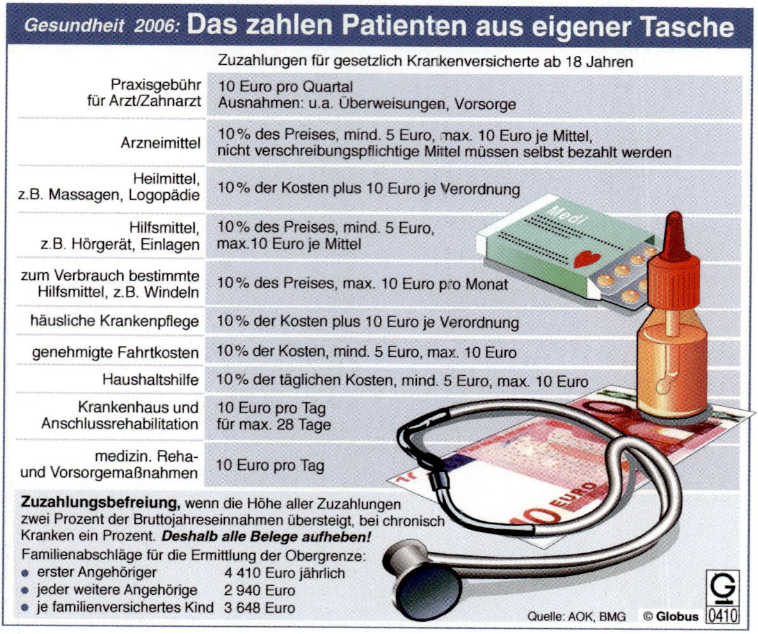

Gesundheit 2006: **Das zahlen Patienten aus eigener Tasche**

	Zuzahlungen für gesetzlich Krankenversicherte ab 18 Jahren
Praxisgebühr für Arzt/Zahnarzt	10 Euro pro Quartal Ausnahmen: u.a. Überweisungen, Vorsorge
Arzneimittel	10 % des Preises, mind. 5 Euro, max. 10 Euro je Mittel, nicht verschreibungspflichtige Mittel müssen selbst bezahlt werden
Heilmittel, z.B. Massagen, Logopädie	10 % der Kosten plus 10 Euro je Verordnung
Hilfsmittel, z.B. Hörgerät, Einlagen	10 % des Preises, mind. 5 Euro, max.10 Euro je Mittel
zum Verbrauch bestimmte Hilfsmittel, z.B. Windeln	10 % des Preises, max. 10 Euro pro Monat
häusliche Krankenpflege	10 % der Kosten plus 10 Euro je Verordnung
genehmigte Fahrtkosten	10 % der Kosten, mind. 5 Euro, max. 10 Euro
Haushaltshilfe	10 % der täglichen Kosten, mind. 5 Euro, max. 10 Euro
Krankenhaus und Anschlussrehabilitation	10 Euro pro Tag für max. 28 Tage
medizin. Reha- und Vorsorgemaßnahmen	10 Euro pro Tag

Zuzahlungsbefreiung, wenn die Höhe aller Zuzahlungen zwei Prozent der Bruttojahreseinnahmen übersteigt, bei chronisch Kranken ein Prozent. ***Deshalb alle Belege aufheben!***

Familienabschläge für die Ermittlung der Obergrenze:
- erster Angehöriger 4 410 Euro jährlich
- jeder weitere Angehörige 2 940 Euro
- je familienversichertes Kind 3 648 Euro

Quelle: AOK, BMG © Globus 0410

Inform@tionen

http://www.bmg.bund.de

http://www.krankenkasseninfo.de (Krankenkassenlexikon)

http://www.gesetzlichekrankenkassen.de

4. Soziale Pflegeversicherung

Rechtsgrundlage

SGB XI

Ziele und Aufgaben

- § 1 Abs. 4 SGB XI
  Die Pflegeversicherung hat die Aufgabe, Pflegebedürftigen Hilfe zu leisten, die wegen der Schwere der Pflegebedürftigkeit auf solidarische Unterstützung angewiesen sind.
- § 2 SGB XI
  - Hilfen für ein möglichst selbstständiges und selbstbestimmtes Leben, das der Würde des Menschen entspricht
  - Wiedergewinnung oder Erhaltung der körperlichen, geistigen und seelischen Kräfte der Pflegebedürftigen
  - Berücksichtigung der Wünsche der Pflegebedürftigen nach gleichgeschlechtlicher Pflege
  - Berücksichtigung der religiösen Bedürfnisse der Pflegebedürftigen
- § 3 SGB XI
  - Vorrang der häuslichen Pflege

Pflegebedürftigkeit

§ 14 SGB XI
Pflegebedürftig sind Personen,
- die wegen einer körperlichen, geistigen oder seelischen Krankheit oder Behinderung
- für die gewöhnlichen und regelmäßig wiederkehrenden Verrichtungen im Ablauf des täglichen Lebens (s. u.)
- auf Dauer, voraussichtlich für mindestens sechs Monate,
- in erheblichem oder höherem Maße der Hilfe bedürfen.

Gewöhnliche und regelmäßig wiederkehrende Verrichtungen

- Bereiche der Grundpflege
  - Körperpflege: Waschen, Duschen, Baden, Zahnpflege, Kämmen, Rasieren, Darm- oder Blasenentleerung
  - Ernährung: das mundgerechte Zubereiten oder die Aufnahme der Nahrung
  - Mobilität: das selbstständige Aufstehen und Zu-Bett-Gehen, An- und Auskleiden, Gehen, Stehen, Treppensteigen oder das Verlassen und Wiederaufsuchen der Wohnung
- Hauswirtschaftliche Versorgung: das Einkaufen, Kochen, Spülen, Reinigen der Wohnung, Wechseln und Waschen der Wäsche und Kleidung oder das Beheizen

Träger

– Pflegekassen (sind den jeweiligen Krankenkassen zugeordnet)

Versicherte

– Alle in der Gesetzlichen Krankenversicherung versicherte Personen, s. S. 14

> **!** Privatversicherte müssen eine private Pflegeversicherung abschließen.

Beiträge

– 1,95 % vom Bruttolohn (2009)
– Davon Arbeitnehmer und Arbeitgeber jeweils 50 % (Arbeitnehmer im Freistaat Sachsen zusätzlich 0,5 % vom Bruttolohn, da Buß- und Bettag Feiertag ist)
– Versicherte ohne Kind: Aufschlag von 0,25 % vom Bruttolohn
– Vom Zuschlag befreit:
  - Rentner, die vor 1940 geboren sind
  - Jugendliche bis 23 Jahre
  - Wehr- und Zivildienstleistende
  - Empfänger von Arbeitslosengeld II

Pflegestufen

Pflegestufe	Pflegestufe	Hauswirtschaftliche Versorgung
Pflegestufe I Erheblich Pflegebedürftige	• für wenigstens zwei Verrichtungen aus einem oder mehreren Bereichen • mind. 1 x täglich • mehr als 45 Minuten	• mehrfach in der Woche
	mind. 90 Minuten täglich	
Pflegestufe II Schwerpflegebedürftige	• mind. 3 x täglich • mind. 2 Stunden	• mehrfach in der Woche
	mind. 3 Stunden täglich	
Pflegestufe III Schwerstpflegebedürftige	täglich • rund im die Uhr, auch nachts • mind. 4 Stunden	• mehrfach in der Woche
	mind. 5 Stunden täglich	

– Härtefall
  - Pflegeaufwand weit über dem üblichen Maß der Pflegestufe III, z. B. regelmäßige Hilfe mehrfach in der Nacht im Endstadium von Tumorerkrankungen
  - Nur für höchstens 3 % der Schwerstpflegebedürftigen
– Einstufung nach der Pflegestufe durch den Medizinischen Dienst der Krankenversicherung (MDK)

Leistungen

- Auf Antrag
- **Sachleistungen** (Übernahme der Kosten für ambulante Pflegedienste)[1]

Pflegestufe	seit Juli 2008	ab 2010	ab 2012
I	420,00,00 EUR	440,00,00 EUR	450,00 EUR
II	980,00 EUR	1 040,00 EUR	1 100,00 EUR
III	1 470,00 EUR	1 510,00 EUR	1 550,00 EUR

- **Pflegegeld** (Zuschuss für pflegende Angehörige, Nachbarn oder Freunde)[1]

Pflegestufe	seit Juli 2008	ab 2010	ab 2012
I	215,00 EUR	225,00 EUR	235,00 EUR
II	420,00 EUR	430,00 EUR	440,00 EUR
III	675,00 EUR	685,00 EUR	700,00 EUR

- **Kombinationsleistung aus Sach- und Geldleistung**
  - Bei teilweiser Inanspruchnahme von Sachleistungen (z. B. 80 % des Sachleistungssatzes) zusätzliches anteiliges Pflegegeld (z. B. 20 % des Pflegegeldsatzes)
  - Verhältnis von Geld- und Sachleistungen für sechs Monate festgeschrieben
- **Stationäre Pflege**[1]

Pflegestufe	seit Juli 2008	ab 2010	ab 2012
I	1 023,00 EUR	1 023,00 EUR	1 023,00 EUR
II	1 279,00 EUR	1 279,00 EUR	1 279,00 EUR
III	1 470,00 EUR	1 510,00 EUR	1 550,00 EUR
Härtefälle	1 750,00 EUR	1 825,00 EUR	1 918,00 EUR

- **Teilstationäre Pflege** (Tages- oder Nachtpflege)[1]

Pflegestufe	seit Juli 2008	ab 2010	ab 2012
I	420,00 EUR	440,00 EUR	450,00 EUR
II	980,00 EUR	1 040,00 EUR	1 100,00 EUR
III	1 470,00 EUR	1 510,00 EUR	1 550,00 EUR

  - Kosten für Unterkunft, Verpflegung sowie Investitionskosten werden nicht berücksichtigt.
  - Bei Inanspruchnahme von Tages- oder Nachtpflege gemeinsam mit der Pflegesachleistung dürfen die Aufwendungen insgesamt 150 % der Pflegesachleistungen nicht übersteigen.
- **Kurzzeitpflege** (stationäre Pflege)

seit Juli 2008	ab 2010	ab 2012
bis zu 1 470,00 EUR	bis zu 1 510,00 EUR	bis zu 1 550,00 EUR

  - Bis zu 4 Wochen im Kalenderjahr

1 Leistungen jeweils pro Monat; ab 2015: Anpassung alle drei Jahre an Inflationsrate

- **Verhinderungspflege** (häusliche Pflege durch Angehörige)
  - Ersatzkraft, auch Pflegedienst bei Abwesenheit der Pflegeperson wegen Urlaub, Krankheit etc.
  - Leistungen erst nach 6 Monaten häuslicher Pflege
  - Bis zu 4 Wochen im Kalenderjahr

seit Juli 2008	ab 2010	ab 2012
bis zu 1 470,00 EUR	bis zu 1 510,00 EUR	bis zu 1 550,00 EUR

  - Bei Ersatzpflege durch Pflegepersonen, die mit dem Pflegebedürftigen bis zum zweiten Grade verwandt oder verschwägert sind oder mit ihm in häuslicher Gemeinschaft leben: lediglich Leistungen wie Pflegegeld
- **Pflege in vollstationären Einrichtungen der Hilfe für behinderte Menschen**
  - 10 v. H. des Heimentgelts nach § 43 Abs. 2 SGB XII
  - Höchstens 256,00 EUR pro Monat
- **Zusätzliche Leistungen**
  - Pflegehilfsmittel (z. B. Einmalhandschuhe): bis 31,00 EUR pro Monat
  - Technische Hilfsmittel: 10 %, höchstens 25,00 EUR pro Hilfsmittel (nach dem Hilfsmittelverzeichnis der gesetzlichen Krankenversicherung)
  - Wohnfeldverbessernde Maßnahmen (z. B. behindertengerechtes Bad): bis 2 557,00 EUR pro Maßnahme mit Eigenbeteiligung
  - Kosten für Pflegekurse für pflegende Angehörige
  - Unfallversicherung für Pflegepersonen
  - Beiträge zur gesetzlichen Rentenversicherung für Pflegepersonen

Inform@tionen

http://www.bmg.bund.de

http://www.pflege-deutschland.de/pflegeversicherung.html

Notizen

5. Arbeitsförderung (Arbeitslosenversicherung)

Rechtsgrundlage

SGB III

Aufgaben und Ziele

§ 1 SGB III
- Hoher Beschäftigungsstand
- Vermeidung bzw. Verkürzung von Arbeitslosigkeit
- Förderung von Ausbildung, Fortbildung und Umschulung
- Gleichstellung von Frauen und Männern als durchgängiges Prinzip

Träger

- Bundesagentur für Arbeit in Nürnberg

Versicherte

- Gegen Arbeitsentgelt beschäftigte Arbeitnehmer (keine Beamten)
- Auszubildende

Beiträge

- 2,8 % vom Bruttolohn (2009)
- Davon Arbeitnehmer und Arbeitgeber jeweils 50 %

Leistungen

- Leistungen für Arbeitnehmer (§ 3 Abs. 1 SGB III), z. B.:
  - Berufsberatung
  - Ausbildungs- und Arbeitsvermittlung
  - Maßnahmen der Eignungsfeststellung, Trainingsmaßnahmen zur Verbesserung der Eingliederungsaussichten
  - Mobilitätshilfen zur Aufnahme einer Beschäftigung
  - Gründungszuschuss zur Aufnahme einer selbstständigen Tätigkeit
  - Berufsausbildungsbeihilfe
  - Übernahme von beruflichen Weiterbildungskosten
  - Arbeitslosengeld während Arbeitslosigkeit, Teilarbeitslosengeld während Teilarbeitslosigkeit sowie Arbeitslosengeld bei beruflicher Weiterbildung
  - Kurzarbeitergeld bei Arbeitsausfall
  - Insolvenzgeld bei Zahlungsunfähigkeit des Arbeitgebers
  - Wintergeld
- Leistungen für Arbeitgeber (§ 3 Abs. 2 SGB III), z. B.:
  - Arbeitsmarktberatung sowie Ausbildungs- und Arbeitsvermittlung
  - Zuschüsse zu den Arbeitsentgelten bei Eingliederung von leistungsgeminderten Arbeitnehmern, bei Neugründungen, bei der Förderung der beruflichen Weiterbildung durch Vertretung sowie im Rahmen der Förderung der beruflichen Weiterbildung beschäftigter Arbeitnehmer

  - Zuschüsse zur Ausbildungsvergütung bei Durchführung von Maßnahmen während der betrieblichen Ausbildungszeit sowie weitere Zuschüsse bei behinderten Menschen
  - Zuschüsse zur Vergütung bei einer Einstiegsqualifizierung
  - Erstattung von Beiträgen zur Sozialversicherung für Bezieher von Saison-Kurzarbeitergeld
- Leistungen für Träger von Arbeitsfördermaßnahmen, z. B.:
  - Zuschüsse zu zusätzlichen Maßnahmen der betrieblichen Ausbildung
  - Übernahme der Kosten für die Ausbildung in einer außerbetrieblichen Einrichtung und die Beschäftigung begleitenden Eingliederungshilfen sowie Zuschüsse zu den Aktivierungshilfen
  - Darlehen und Zuschüsse für Einrichtungen der beruflichen Aus- oder Weiterbildung oder der beruflichen Rehabilitation sowie für Jugendwohnheime
  - Zuschüsse zu Arbeitsbeschaffungsmaßnahmen

Inform@tionen

http://www.arbeitsagentur.de

Notizen

6. Gesetzliche Rentenversicherung

Rechtsgrundlage

SGB VI

Ziele und Aufgaben

Absicherung ihrer Mitglieder und deren Familienangehörigen bei
- langfristiger Erwerbsminderung,
- Alter und
- Tod.

Träger

- Deutsche Rentenversicherung

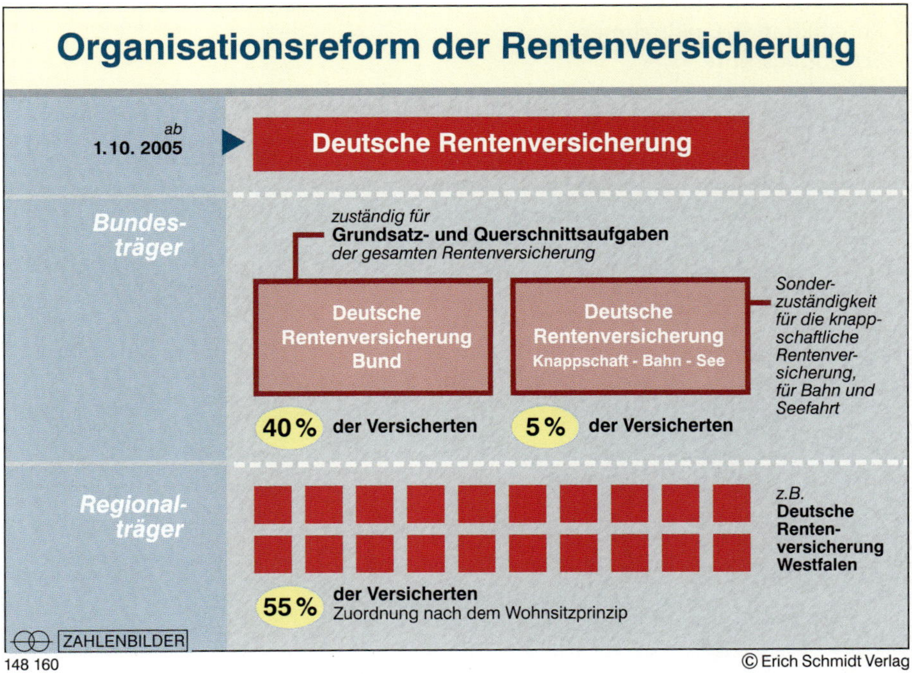

Versicherte

- Pflichtversicherte, u. a.:
  - Gegen Arbeitsentgelt beschäftigte Arbeitnehmer (keine Beamten)
  - Auszubildende
  - Personen, die in Einrichtungen der Jugendhilfe oder in Berufsbildungswerken für eine Erwerbstätigkeit befähigt werden
  - Behinderte in Werkstätten

  - Gewerbetreibende und Selbstständige ohne beschäftigten Arbeitnehmer
  - Wehrdienst- und Zivildienstleistende
  - Mütter und Väter für Kindererziehungszeiten
- Freiwillig Versicherte

Beiträge

- 19,9 % vom Bruttolohn (2009) bis zur Beitragsbemessungsgrenze
- Davon Arbeitnehmer und Arbeitgeber jeweils 50 %
- Generationenvertrag: gesellschaftliche Übereinkunft, dass die Jungen für die Renten der Alten aufkommen

Leistungen

- Altersrente
- Renten wegen Berufs- und Erwerbsunfähigkeit
- Renten an Hinterbliebenen (Witwen-/Witwer- und Waisenrenten)
- Rehabilitationsmaßnahmen
- Erziehungsrente

Altersvorsorge

Altersvorsorge beschränkt sich nicht nur auf die gesetzliche Rentenversicherung:

Drei-Säulen-System der Altersvorsorge		
Erste Säule **Gesetzliche Rentenversicherung** bzw. Beamtenversorgung und berufsständische Alters-sicherungssysteme bei Selbstständigen und Freiberuflern	**Zweite Säule** **Betriebliche Altersversorgung** bzw. Zusatzversorgung im öffentlichen Dienst	**Dritte Säule** **Riester-Rente und Private Altersvorsorge** z.B. Lebensversicherung Aktienfonds Immobilien

Inform@tionen

http://www.bmas.de

7. Gesetzliche Unfallversicherung

Rechtsgrundlage

SGB VII

Versicherte, Aufgaben und Leistungen

- Versicherungsschutz
  - bei Arbeitsunfällen, Wegeunfällen, Berufskrankheiten
  - für alle Beschäftigten und Auszubildenden, Landwirte, Kinder in Tageseinrichtungen, Schüler, Studenten, Retter, Helfer, Blutspender, Pflegepersonen, freiwillig versicherte Unternehmer, Praktikanten, ehrenamtlich Tätige, gesetzlich und nach der Satzung versicherte Unternehmer
- Aufgaben und Leistungen
  - Prävention: Verhütung von Arbeitsunfällen, Berufskrankheiten, arbeitsbedingten Gesundheitsgefahren
  - Rehabilitation: Heilbehandlung, berufliche und soziale Rehabilitation
  - Entschädigung: Verletztengeld, Übergangsgeld, Renten

Versicherungsträger

- Gewerbliche Berufsgenossenschaften } Deutsche Gesetzliche Unfallversicherung (DGUV)
- Unfallkassen der öffentlichen Hand }
- Landwirtschaftliche Berufsgenossenschaften

Zuständige Berufsgenossenschaft in der Pflege:

Berufsgenossenschaft für
Gesundheitsdienst und
Wohlfahrtspflege

bGw
Berufsgenossenschaft
für Gesundheitsdienst
und Wohlfahrtspflege

Die Berufsgenossenschaft für Gesundheitsdienst und Wohlfahrtspflege (BGW) ist die gesetzliche Unfallversicherung für nicht staatliche Einrichtungen im Gesundheitsdienst und in der Wohlfahrtspflege. Um nah an ihren Versicherten und schnell erreichbar zu sein, unterhält die BGW zwölf Standorte in Deutschland. Die Hauptverwaltung hat ihren Sitz in Hamburg.

Beiträge

- 100 % durch Arbeitgeber

Inform@tionen

http://www.bmas.de

http://www.bgw-online.de

8. Arbeitslosengeld II (Grundsicherung für Arbeitssuchende)

Rechtsgrundlage
SGB II
Ziele und Aufgaben
§ 1 SGB III – Sicherung des Lebensunterhalts – Unterstützung bei der Aufnahme oder Beibehaltung einer Erwerbstätigkeit – Gleichstellung von Frauen und Männern als durchgängiges Prinzip

Träger

- Bundesagentur für Arbeit in Nürnberg bzw.
- Landkreise und Städte

Finanzierung

- Aus Steuermitteln, nicht über Beiträge zur Arbeitslosenversicherung

Berechtigte

- Personen zwischen 15 Jahren und dem gesetzlichen Renteneinstiegsalter, die
  - erwerbsfähig sind, d.h. mindestens drei Stunden pro Tag erwerbstätig sein können,
  - hilfebedürftig sind und
  - ihren gewöhnlichen Aufenthalt in der Bundesrepublik Deutschland haben.
- Personen, die mit erwerbsfähigen Hilfebedürftigen in einer Bedarfsgemeinschaft leben (z.B. Ehegatte, Kinder).

Bedarfsgemeinschaften

- Erwachsene/r Antragsteller
- Partner/in
- Kinder unter 15 Jahren
- Kinder von 15 bis zur Vollendung des 25. Lebensjahres

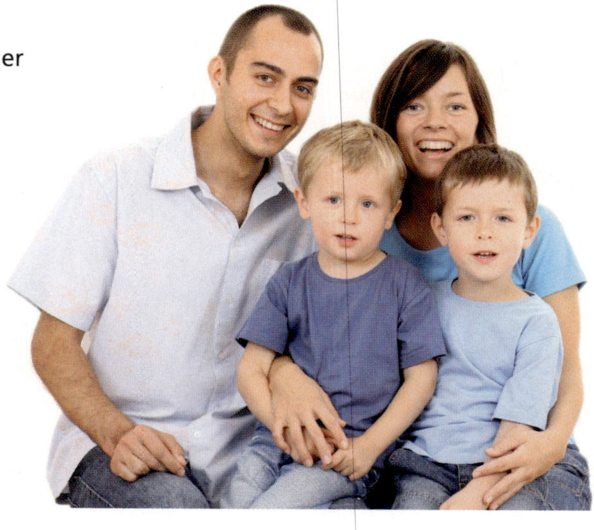

Quelle: http://www.bmas.de

Hilfebedürftigkeit

- Berechnet sich nach dem Einkommen und Vermögen der Bedarfsgemeinschaft, auf das zunächst zurückgegriffen werden muss
- Geschützte Einkommen und Vermögen, z. B.:
  - Erziehungsgeld, Entschädigungsrenten
  - Barvermögen (je nach Alter mind. 4 100,00 EUR, max. 13 000,00 EUR)
  - Vermögen zur Altersvorsorge (bis zu 13 000,00 EUR)
  - Freibetrag für Anschaffungen
  - Selbstgenutztes Haus oder Eigentumswohnung in angemessener Größe
  - Kraftfahrzeug

Leistungen

Grundsicherung für Arbeitsuchende

ALG II

Leistungen zur Sicherung des Lebensunterhalts für erwerbsfähige Hilfebedürftige und ihre Bedarfsgemeinschaft

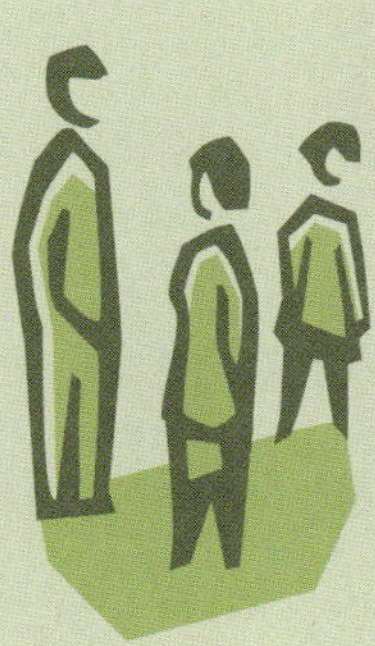

Arbeitslosengeld II/ Sozialgeld	Alleinstehende Alleinerziehende	Volljährige Partner einer Ehe/ Lebensgemeinschaft	Kinder von 0 bis unter 14 Jahren	Kinder von 14 bis unter 25 Jahren
Regelleistung (Euro je Monat) ab 1. 7. 2008	351	316	211	281

weitere Leistungen:

- Wohn- und Heizkosten in angemessenem Umfang
- Sozialversicherungsbeiträge für ALG II-Bezieher
- Mehrbedarf u.a. für Schwangere, Behinderte, Alleinerziehende
- befristeter Zuschlag beim Übergang vom ALG I zum ALG II
- Erstausstattung für Wohnung/Bekleidung, Klassenfahrten

ZAHLENBILDER

174 090

Inform@tionen

http://www.bmas.de

9. Grundsätze der Sozialhilfe

Rechtsgrundlage
SGB XII
Ziele und Aufgaben (§ 1 SGB XII)
– Lebensführung ermöglichen, welche der Würde des Menschen entspricht – Befähigung, wieder unabhängig von der Sozialhilfe sein Leben zu führen

Nachrangigkeit der Sozialhilfe/Subsidiaritätsprinzip (§ 2 SGB XII)

- Erst Eigenhilfe durch Einsatz von
  - Arbeitskraft
  - Einkommen
  - Vermögen
- Hilfe durch andere, z. B. durch
  - Angehörige, Unterhaltspflichtige oder
  - Träger anderer Sozialleistungen (z. B. Wohngeld, Pflegeversicherungsleistungen, Renten, usw.)

Träger (§ 3 SGB XII)

- Überörtliche Träger: Länder
- Örtliche Träger: Städte und Kreise

Einsetzen der Hilfe (§ 18 SGB XII)

- Sobald die Notlage und Leistungsberechtigung dem Träger der Sozialhilfe oder den von ihm beauftragten Stellen bekannt sind (auch ohne Antragstellung)
- Ausnahme: Leistungen der Grundsicherung bedürfen der Antragstellung, s. S. 26
- Antragszeitpunkt: Termin des Antragseingangs beim Träger der Sozialhilfe bzw. Zeitpunkt des Bekanntwerdens der Notlage

Formen der Hilfe (§ 10 SGB XII)

- Dienstleistungen
  - Beratung in Fragen der Sozialhilfe
  - Beratung und Unterstützung in sonstigen sozialen Angelegenheiten
- Geldleistungen
  - Laufende Geldleistungen, z. B. Regelsätze
  - Einmalige Geldleistungen, z. B. Erstausstattung einer Wohnung
  - Ergänzende Darlehen, z. B. Wohnungskaution
- Sachleistungen
  - Gutscheine oder andere unbare Formen

Die Geldleistung hat Vorrang vor der Sachleistung,
- soweit das SGB XII nicht etwas anderes bestimmt oder
- die Sachleistung das Ziel der Sozialhilfe erheblich besser oder wirtschaftlicher erreichen kann oder
- die Leistungsberechtigten es wünschen.

Leistungen nach § 8 SGB XII

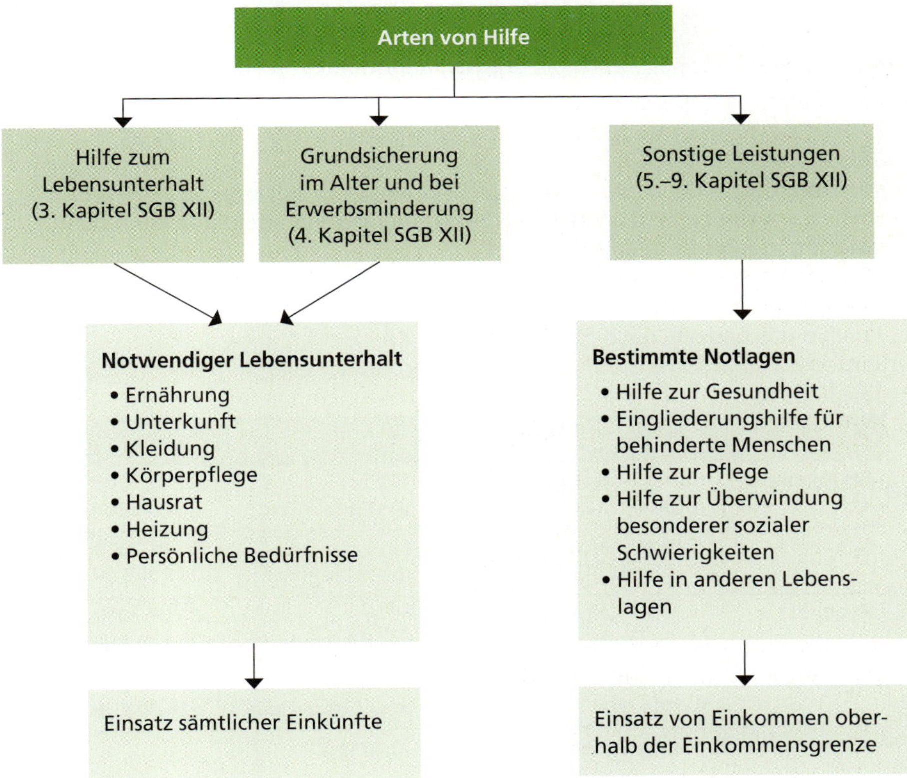

Inform@tionen

http://www.bmas.de

http://www.sozialhilfe24.de

10. Hilfe zum Lebensunterhalt

Rechtsgrundlage

- 3. Kap. SGB XII
- RSV

Notwendiger Lebensunterhalt (§ 27 SGB XII)

- vgl. Grundsätze der Sozialhilfe, S. 28

Regelbedarf und Regelsätze (§ 28 SGB XII) außerhalb von Einrichtungen

- Bedarf des notwendigen Lebensunterhalts nach Regelsätzen, die jeweils zum 1. Juli eines Jahres neu festgelegt und angepasst werden (01.07.2008: 351,00 EUR)
- Regelsätze durch Rechtsverordnung des Bundesministeriums für Arbeit und Soziales im Einvernehmen mit dem Bundesministerium der Finanzen und mit Zustimmung des Bundesrates
- Nicht im Regelsatz enthalten:
  - Leistungen für Unterkunft und Heizung (§ 29 SGB XII) sowie
  - die Sonderbedarfe nach §§ 30 bis 34 SGB XII
- Regionale Regelsätze möglich, z. B. in München höherer Regelsatz (2008: 375,00 EUR)

Aufbau der Regelsätze nach § 3 RSV			
Eckregelsatz	für Haushaltsvorstand für Alleinstehende	100 % des Regelsatzes	01.07.2008: 351,00 EUR
Regelsatz	für Haushaltsangehörige bis einschl. 13 Jahre	60 % des Eckregelsatzes	01.07.2008: 211,00 EUR*
Regelsatz	für Haushaltsangehörige ab 14 Jahre	80 % des Eckregelsatzes	01.07.2008: 281,00 EUR*
Regelsätze	für zusammenlebende Ehegatten oder Lebenspartner	jeweils 90 % des Eckregelsatzes	01.07.2008: 316,00 EUR

* Abrundung bis unter 0,50 EUR, Aufrundung ab 0,50 EUR

Unterkunft und Heizung (§ 29 SGB XII) außerhalb von Einrichtungen

- Leistungen für die Unterkunft (Miete) und Heizung in Höhe der tatsächlichen Aufwendungen, soweit diese angemessen sind

Mehrbedarf (§ 30 SGB XII)

- Personen mit Erreichen der Altersgrenze: 17 % des maßgeblichen Regelsatzes
- Personen unter der Altersgrenze, die voll erwerbsgemindert sind (Merkzeichen G im Schwerbehindertenausweis): 17 % des maßgeblichen Regelsatzes
- Werdende Mütter nach der 12. Schwangerschaftswoche: 17 % des maßgeblichen Regelsatzes

- Alleinerziehende: 36 % des Eckregelsatzes für ein Kind unter sieben Jahren oder für zwei oder drei Kinder unter 16 Jahren oder 12 % des Eckregelsatzes für jedes Kind, höchstens jedoch 60 % des Eckregelsatzes
- Behinderte ab 15 Jahren mit Eingliederungshilfe: 35 % des maßgeblichen Regelsatzes
- Für Kranke, Genesende, behinderte Menschen oder von einer Krankheit oder von einer Behinderung bedrohte Menschen, die einer kostenaufwändigen Ernährung bedürfen, wird ein Mehrbedarf in angemessener Höhe anerkannt.
- Die Summe des insgesamt anzuerkennenden Mehrbedarfs darf die Höhe des maßgebenden Regelsatzes nicht übersteigen.

Einmalige Bedarfe (§ 31 SGB XII)

- Erstausstattungen für die Wohnung einschließlich Haushaltsgeräten
- Erstausstattungen für Bekleidung
- Erstausstattungen bei Schwangerschaft und Geburt
- Mehrtägige Klassenfahrten

Weitere Leistungen

- Übernahme der Beiträge zur Kranken- und Pflegeversicherung (§ 32 SGB XII)
- Beiträge zur Vorsorge wie Alterssicherung und Sterbegeld (§ 33 SGB XII)
- Hilfe zum Lebensunterhalt in Sonderfällen (§ 34 SGB XII)
- Ergänzende Darlehen (§ 37 SGB XII)

Notwendiger Lebensunterhalt in Einrichtungen (§ 35 SGB XII)

- Notwendiger Lebensunterhalt plus weiterer notwendiger Lebensunterhalt
- Notwendiger Lebensunterhalt entspricht der Grundsicherung im Alter. Sind Heimkosten (Pflegesätze) höher als die Grundsicherung, werden die tatsächlichen Kosten übernommen.
- Weiterer notwendiger Lebensunterhalt: Kleidung und Barbetrag (Taschengeld)
- Barbetrag ab 18 Jahre: 27 % des Eckregelsatzes (01.07.2008: 95,00 EUR)

Sonstige Leistungen (5.–9. Kap. SGB XII)

- vgl. Grundsätze der Sozialhilfe, s. S. 28

Inform@tionen

http://www.bmas.de

11. Grundsicherung im Alter und bei Erwerbsminderung

Rechtsgrundlage

4. Kap. SGB XII

Ziele und Aufgaben

- Sicherstellung des grundlegenden Bedarfs für den Lebensunterhalt von Menschen, die
  - wegen Alters oder
  - aufgrund voller Erwerbsminderung

  endgültig aus dem Erwerbsleben ausgeschieden sind, und deren Einkünfte für den notwendigen Lebensunterhalt nicht ausreichen.
- Bedarfsorientierte steuerfinanzierte Sozialleistung
- Ziele:
  - Abbau von verschämter Altersarmut, da ein Unterhaltsrückgriff auf Kinder nicht befürchtet werden muss
  - Materielle Eigenständigkeit von Personen, die von Geburt oder früher Jugend an schwerstbehindert sind

Träger

- Träger der Sozialhilfe

Antragstellung

- Antragsprinzip: Antrag – anders als bei der Sozialhilfe – Voraussetzung für Leistungen
- Zuständige Stellen: örtliche Grundsicherungsstellen, Rentenversicherungsträger
- Leistungsbeginn mit Antragstellung
- Bewilligungszeitraum: i. d. R. 12 Monate, danach formloser neuer Antrag

Anspruch auf Sozialhilfe, Leistungsberechtigte (§ 41 SGB XII)

- Bedürftige Personen, die
  - die Altersgrenze (je nach Geburtsdatum zwischen 65 und 67 Jahre) erreicht haben oder
  - die das 18. Lebensjahr vollendet haben und dauerhaft voll erwerbsgemindert sind (im Sinne des § 43 Abs. 2 SGB VI) und
  - ihren gewöhnlichen Aufenthalt in der Bundesrepublik Deutschland haben.

Bedürftigkeit

- Lebensunterhalt
  - aus eigenem Einkommen und
  - verwertbarem Vermögen nicht bestreitbar (geschützter Barbetrag: 2 600,00 EUR, bei Verheirateten 3 214,00 EUR)

Anspruchsausschluss

- Vorsätzliche oder grob fahrlässige Herbeiführung der Bedürftigkeit in den letzten 10 Jahren
- Einkommen der Kinder oder der Eltern jeweils höher als 100 000,00 EUR (Überprüfung der Einkommensverhältnisse der Unterhaltspflichtigen ohne hinreichende Anhaltspunkte aber grundsätzlich nicht zulässig)

Leistungen

Leistungen entsprechen den Leistungen zum Lebensunterhalt nach dem Dritten Kapitel des SGB XII:

- Regelsatz nach § 28 SGB XII
- die angemessenen tatsächlichen Aufwendungen für Unterkunft und Heizung nach § 29 SGB XII; bei Leistungen in Heimen werden Durchschnittswerte für Kosten der Unterkunft und Heizung berücksichtigt.
- Mehrbedarfszuschläge nach § 30 SGB XII, z. B. wegen Schwerstbehinderung
- einmalige Leistungen nach § 31 SGB XII
- Übernahme von Kranken- und Pflegeversicherungsbeiträgen nach § 32 SGB XII
- Hilfe zum Lebensunterhalt in Sonderfällen nach § 34 SGB XII (außerhalb von Einrichtungen)
- ggf. weitere Leistungen als Darlehen nach § 37 SGB XII, wenn die Leistungen nicht ausreichen (außerhalb von Einrichtungen)

Inform@tionen

http://www.bmas.de

Modellrechner online: http://www.osnabrueck.de/17782.asp

Notizen

12. Schwerbehindertenrecht

Rechtsgrundlage

SGB IX

Ziele

- Selbstbestimmung
- Gleichberechtigte Teilhabe am Leben in der Gesellschaft
- Vermeidung und Entgegenwirkung von Benachteiligungen von Behinderten

Behinderung (§ 2 SGB IX)

- Menschen, deren körperliche Funktion, geistige Fähigkeit oder seelische Gesundheit länger als sechs Monate von dem für das Lebensalter typischen Zustand abweicht

Grad der Behinderung

- Feststellung des Grades der Behinderung (GdB) durch Versorgungsämter
- Bemessung in Zehnerschritten
- Behinderung bei einem GdB von mindestens 20
- Schwerbehinderung bei einem GdB von 50
- Gleichstellung von Behinderten mit Schwerstbehinderten ab einem GdB von 30 möglich, wenn sie aufgrund ihrer Behinderung keinen Arbeitsplatz erlangen oder erhalten können
- Schwerbehindertenausweis als Nachweis der Behinderung durch die Versorgungsämter
- Merkzeichen im Schwerbehindertenausweis als Nachweis für besondere Beeinträchtigungen und besondere Rechte:
  - G: Bewegungsfähigkeit im Straßenverkehr erheblich beeinträchtigt
  - B: Berechtigung zur Mitnahme einer Begleitperson
  - aG: Außergewöhnliche Gehbehinderung, z. B. Querschnittsgelähmte oder Doppeloberschenkelamputierte
  - H: Hilflose Personen (in der Regel bei Pflegestufe II und III)
  - RF: Befreiung von der Rundfunkgebührenpflicht (bei bestimmter Seh- oder Hörbehinderung)
  - Bl: Blindheit
  - Gl: Gehörlose
  - 1. KL: Schwerkriegsbeschädigte und Verfolgte
  - VB: Versorgungsberechtigung nach dem Soldatenversorgungsgesetz, dem Opferentschädigungsgesetz oder einem anderen Nebengesetz zum BVG
  - EB: Entschädigungsberechtigung nach § 28 BEG

Rechtsfolgen und Leistungen

- Beschäftigungspflicht von Schwerbehinderten für Arbeitgeber
  - Voraussetzung: mind. 20 Arbeitsplätze

  - Mind. 5 % der Arbeitsplätze mit schwerbehinderten Menschen zu besetzen
  - Ausgleichsabgabe, wenn Arbeitgeber dieser Pflicht nicht nachkommt
- Anspruch auf behinderungsgerechte Beschäftigung
- Besonderer Kündigungsschutz (Kap. 4 SGB IX)
  - Kündigung durch Arbeitgeber nur nach vorheriger Zustimmung des Integrationsamtes
  - Mind. vier Wochen Kündigungsfrist
- Zusatzurlaub von fünf Arbeitstagen im Jahr für Schwerbehinderte
- Auf Antrag des Schwerbehinderten keine Pflicht zu Mehrarbeit
- Schwerbehindertenvertretung in Betrieben mit mind. fünf Schwerbehinderten
- Diskriminierungsverbot nach dem AGG
- Unentgeltliche Beförderung schwerbehinderter Menschen im öffentlichen Personenverkehr
- Anspruch auf Leistungen zur medizinischen Rehabilitation (§ 26 ff. SGB IX)
- Unterhaltssichernde und andere ergänzende Leistungen (§ 44 ff. SGB IX)
- Leistungen zur Teilhabe am Leben in der Gemeinschaft (§ 55 ff. SGB IX), z. B Hilfsmittel, heilpädagogische Leistungen
- Trägerübergreifendes persönliches Budget als alternative Leistungsform zu Sach- und Dienstleistungen, z. B. in Form von Geldleistungen oder Gutscheinen

Inform@tionen

http://www.behindertenbeauftragte.de

http://www.bmas.de

Notizen

13. Wohngeld

Rechtsgrundlage

- WoGG

Antragstellung

- Wohngeld nur auf Antrag mit Antragsformular
- Wohngeldstellen: Gemeinde-, Stadt-, Amts- oder Kreisverwaltung bzw. Bezirksamt
- Leistungen mit dem Monat des Antragseinganges
- Bewilligungsbescheid durch die Wohngeldstelle mit Begründung und Rechtsbehelfsbelehrung
- Bewilligungszeitraum in der Regel 12 Monate, danach Wiederholungsantrag nötig

Berechnungsgrundlagen

- Drei Faktoren:
  - die Zahl der zum Haushalt gehörenden Familienmitglieder
  - die Höhe des Gesamteinkommens
  - die Höhe der zuschussfähigen Miete bzw. Belastung

Kein Anspruch auf Wohngeld

- Empfänger von Transferleistungen sowie die Mitglieder ihrer Bedarfsgemeinschaft, da angemessene Unterkunftskosten mit der Transferleistung berücksichtigt werden, z. B. Empfänger von
  - Leistungen der Hilfe zum Lebensunterhalt (Sozialhilfe)
  - Leistungen der Grundsicherung im Alter

!

- Wohngeld auch für Bewohner von Alten- und Pflegeeinrichtungen
- Wohngeld als so genannter Lastenzuschuss auch beim Wohnen im eigenen Haus oder in eigener Wohnung

i

Inform@tionen

http://www.bmvbs.de

Örtliche Wohngeldstellen

Wohngeldrechner im Internet

1. Träger der Altenhilfe im Überblick

Rechtsgrundlage

- § 71 Abs. 1 SGB XII
  Alten Menschen soll außer den Leistungen nach den übrigen Bestimmungen dieses Buches Altenhilfe gewährt werden. Die Altenhilfe soll dazu beitragen, Schwierigkeiten, die durch das Alter entstehen, zu verhüten, zu überwinden oder zu mildern und alten Menschen die Möglichkeit zu erhalten, am Leben in der Gemeinschaft teilzunehmen.
- Maßnahmen der Altenhilfe nach § 71 Abs. 2 SGB XII: z. B.
  - Hilfe bei der Beschaffung und zur Erhaltung einer altersgerechten Wohnung,
  - Beratung und Unterstützung in allen Fragen der Aufnahme in eine Einrichtung oder altersgerechter Dienste

! Verpflichtung des Staates, Angebote der Altenhilfe bereitzustellen

- § 75 Abs. 2 SGB XII
  Zur Erfüllung der Aufgaben der Sozialhilfe sollen die Träger der Sozialhilfe eigene Einrichtungen nicht neu schaffen, soweit geeignete Einrichtungen anderer Träger vorhanden sind, ausgebaut oder geschaffen werden können. …
- § 5 Abs. 2 SGB XII
  Die Träger der Sozialhilfe sollen … mit den Kirchen und Religionsgesellschaften des öffentlichen Rechts sowie den Verbänden der freien Wohlfahrtspflege zusammenarbeiten…

! Vorrang für die Träger der Wohlfahrtsverbände

Träger der Altenhilfe

- Wohlfahrtsverbände (freie Träger)
- Private (gewerbliche) Träger
- Öffentliche Träger

Wohlfahrtsverbände

- Sechs Spitzenverbände

AWO | caritas | Diakonie | Deutsches Rotes Kreuz | ZWST

DER PARITÄTISCHE GESAMTVERBAND

- Ca. 57 % aller Altenhilfeeinrichtungen
- Freigemeinnützig, nicht auf Gewinn ausgerichtet
- Föderalistisch strukturiert
- Verfolgen unterschiedliche weltanschauliche und religiöse Motive sowie Zielvorstellungen
- Zusammenschluss in der Bundesarbeitsgemeinschaft der freien Wohlfahrtspflege (BAGFW) mit Geschäftsstelle in Berlin
- Finanzierung durch:
  - Leistungsentgelte, z. B. Beiträge und Pflegesätze
  - Öffentliche Zuwendungen oder staatliche Zuschüsse, z. B. Investitionszulagen
  - Eigenleistungen, z. B. Geld- und Sachspenden aus der Bevölkerung, Haus- und Straßensammlungen, Beiträge von Mitgliedern und aus Freundes- und Förderkreisen und Schenkungen, Vermächtnisse, Bußgelder sowie Stiftungen oder Wohlfahrtsmarken

Private (gewerbliche) Träger

- Einzelunternehmen; Personengesellschaften (z. B. als KG) oder Kapitalgesellschaften (z. B. als GmbH oder AG)
- Ca. 35 % aller Altenhilfeeinrichtungen
- Finanzierung vor allem durch Leistungsentgelte

Öffentliche Träger

- Zumeist in kommunaler Trägerschaft
- Ca. 8 % aller Altenhilfeeinrichtungen
- Finanzierung durch Leistungsentgelte und öffentliche Haushalte

Inform@tionen

BAGFW
Oranienburger Straße 13–14
10178 Berlin
http://www.bag-wohlfahrt.de

BAGFW EU Vertretung
rue De Pascale 4–6
B–1040 Brüssel
euvertretung@bag-wohlfahrt.de

BAGFW Abteilung Wohlfahrtsmarken
Werthmannstraße 3A
50935 Köln

2. Deutscher Caritasverband e. V. (DCV)

Not sehen und handeln.
Caritas

Kontakt

Deutscher Caritasverband e.V.
Karlstraße 40
79104 Freiburg i. Br.

Telefon: 0761 200-418
Telefax: 0761 200-541
E-Mail: info@caritas.de

Überblick

- Größter Wohlfahrtsverband Deutschlands mit fast 500.000 hauptamtlichen und 500.000 ehrenamtlichen Mitarbeitern
- Organisation für die soziale Arbeit der Katholischen Kirche
- Gründungsmitglied der CARITAS INTERNATIONALIS in Rom, der 130 nationale Caritasverbände aus allen Erdteilen angehören

Grundsätze und Ziele

- Grundlagen: Evangelium, christlicher Glaube, Nächstenliebe (lat. caritas), Menschenwürde
- Solidarisches Eintreten für die Schwachen in einer pluralen Welt nach der christlichen Sozialethik
- Weltweite soziale Mindeststandards

Aufgaben und Tätigkeitsfelder

- Hilfe für Menschen in psychischer, physischer, seelischer und materieller Not
- Aktive Beteiligung an der Gestaltung der Sozial- und Gesellschaftspolitik
- Qualifizierung sozialer Arbeit durch Aus-, Fort- und Weiterbildung
- Tätigkeitsfelder: z. B. Sozialberatung, Alten- und Behindertenhilfe, Krankenhilfe, Kinderhilfe, Familienpflege, Schwangerschaftsberatung, Straffälligen- und Wohnungslosenhilfe

Geschichte

- Gegründet 1897 durch den Priester Lorenz Werthmann in Köln gegen die soziale und geistige Not infolge der Industrialisierung
- 1922 gibt es in allen deutschen Diözesen Diözesan-Caritasverbände
- Im Nationalsozialismus 1933-1945 Kontrolle, Überwachung und Einengung der Arbeit
- 1967 Erweiterung der Unterstützungsarbeit durch internationale Not- und Katastrophenhilfe
- Mit der deutschen Einheit 1990 Neu- und Wiedergründung der Caritasverbände in der ehemaligen DDR

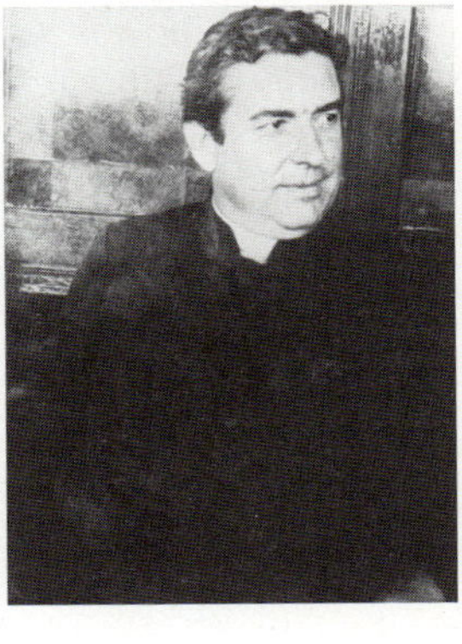

Inform@tionen

http://www.caritas.de

http://www.caritas-international.de

Angebote der Caritas im Bereich Pflege

Die Caritasverbände vor Ort bieten zahlreiche Dienstleistungen für alte Menschen. Der Deutsche Caritasverband ist dezentral organisiert, konkrete Angebote können direkt beim Ortscaritasverband angefragt werden. Die Adressen stehen unter www.caritas.de

Dienste und Angebote der Caritas für alte Menschen:

- Alten- und Pflegeheime
- Betreutes Wohnen
- Einrichtungen der Tages- und Nachtpflege sowie der Kurzzeitpflege
- Sozialstationen
- Mobile soziale Dienste wie Essen auf Rädern oder Hausnotruf
- Unterstützung im eigenen Haushalt
- Gesprächskreise für pflegende Angehörige
- Angebote für Demenzkranke
- Hospizdienst

Die Caritas berät unter anderem bei diesem Themen:

- Vermittlung von Hilfen bei der Wohnungsanpassung und Einsatz von Pflegehilfsmitteln
- Finanzielle Leistungen der Pflegeversicherung bei Hilfe- und Pflegebedürftigkeit
- Umgang mit Behörden und Stellung von Anträgen aller Art, z. B. bei häuslicher Pflege
- Zugang zu ambulanten Pflegediensten, Essen auf Rädern und Hausnotrufdienste
- Vermittlung von Adressen von Alten- und Pflegeheimen, des Betreuten Wohnens, Einrichtungen der Tages- und Nachtpflege sowie der Kurzzeitpflege
- Entlastung pflegender Angehöriger durch Verhinderungspflege, Kurzzeitpflege, Tagespflege und ehrenamtliche Unterstützungsmöglichkeiten
- Beratung von Angehörigen von an Demenz erkrankten Pflegebedürftigen
- Informationen zum Thema Vorsorgevollmacht, Betreuungsverfügung und Patientenverfügung

Quelle: Deutscher Caritasverband e. V., Karlstraße 40, 79108 Freiburg i. Br., zur Verfügung gestellt am 12.05.2009

3. Diakonisches Werk der EKD e. V.

Diakonie

Kontakt

Diakonisches Werk der EKD e. V.
Stafflenbergstraße 76
70184 Stuttgart

Telefon: 07 11 2159-0
Telefax: 07 11 2159-288
E-Mail: diakonie@diakonie.de

Dienststelle Berlin:
Diakonisches Werk der EKD e. V.
Reichensteiner Weg 24
14195 Berlin-Dahlem

Telefon: 030 83001-0
Telefax: 030 83001-222
E-Mail: diakonie@diakonie.de

Überblick

- Organisation der sozialen Arbeit der Evangelischen Kirche
- Mitglieder sind die 202 Landesverbändekirchen der EKD, neun Freikirchen sowie 81 Fachverbände (z. B. CVJM, Johanniter-Unfallhilfe e. V., CJD)
- Mehr als 435 000 hauptamtliche Mitarbeiter/-innen und Mitarbeiter in mehr als 27 000 Einrichtungen

Grundsätze und Ziele

- Grundlagen: Christlicher Glaube, Bibel, praktizierte Nächstenliebe, Menschenwürde, protestantisches Bekenntnis
- „Diakonie“: Ableitung vom griechischen Wort für „Dienst“

Aufgaben und Tätigkeitsfelder

- Hilfe für Menschen in Not und sozial ungerechten Verhältnissen
- Aktive Gestaltung der Sozial- und Gesellschaftspolitik
- Wächterfunktion in Staat und Gesellschaft
- Qualifizierung sozialer Arbeit durch Aus-, Fort- und Weiterbildung
- Tätigkeitsfelder: z. B. Alten- und Behindertenhilfe, Krankenhilfe, Kinder- und Jugendhilfe, Schwangerschaftskonfliktberatung, Mutter-Kind-Einrichtungen, Hilfen für Alleinerziehende

Geschichte

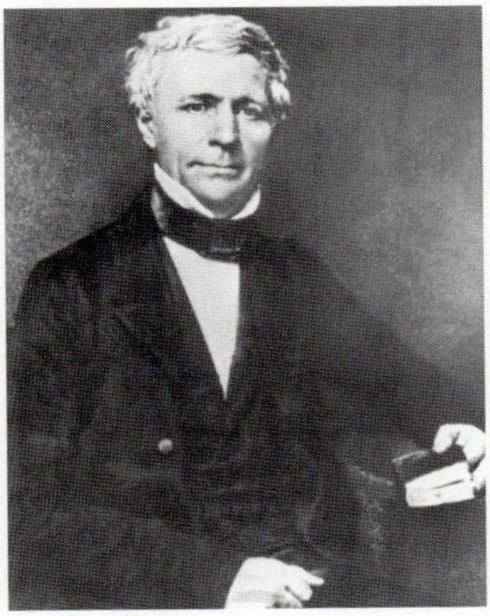

- 1848 Entwurf des Programms der Inneren Mission gegen geistliche und materielle Armut sowie Not durch den Hamburger Theologen Johann Hinrich Wichern
- Bildung des „Centralauschusses für die Innere Mission der Deutschen Evangelischen Kirche“
- Im Nationalsozialismus 1933–1945 Einschränkung der Arbeit und Einbindung in die NS-Volkswohlfahrt
- Nach Ende des Zweiten Weltkrieges Gründung des Hilfswerks der Evangelischen Kirche: Bekämp-

fung der Hungersnot, Hilfe für Vertriebene und Flüchtlinge sowie Berufsförderung von Jugendlichen
- 1957 Zusammenschluss der Inneren Mission und des Hilfswerks in landeskirchlichen Werken
- 1975 Vereinigung von Innerer Mission und des Hilfswerks im Diakonischen Werk der EKD
- 1991 Beitritt der Diakonischen Werke der Kirchen des Bundes der Evangelischen Kirchen in der DDR zum Diakonischen Werk der EKD

Inform@tionen

http://www.diakonie.de

Aus dem Leitbild des Diakonischen Werkes der EKD:
- *Wir orientieren unser Handeln an der Bibel.*
- *Wir achten die Würde jedes Menschen.*
- *Wir leisten Hilfe und verschaffen Gehör.*
- *Wir sind aus einer lebendigen Tradition innovativ.*
- *Wir sind eine Dienstgemeinschaft von Frauen und Männern im Haupt- und Ehrenamt.*
- *Wir sind dort, wo Menschen uns brauchen.*
- *Wir sind Kirche.*
- *Wir setzen uns ein für das Leben in der Einen Welt.*

4. Deutsches Rotes Kreuz e.V. (DRK)

Kontakt

DRK-Generalsekretariat
Carstennstraße 58
12205 Berlin

Telefon: 030 85404-0
Telefax: 030 85404-450
E-Mail: DRK@drk.de

Überblick

- Gesamtheit aller Mitglieder, Verbände, Vereinigungen und Einrichtungen des Roten Kreuzes in der Bundesrepublik Deutschland nach dem Genfer Abkommen
- Teil der Internationalen Rotkreuz- und Rothalbmond-Bewegung

Grundsätze und Ziele

Sieben Grundsätze nach der XX. Internationalen Rotkreuzkonferenz von 1965 in Wien:

- Menschlichkeit: Einsatz für das Leben, die Gesundheit, das Wohlergehen, den Schutz, das friedliche Zusammenleben und die Würde aller Menschen
- Unparteilichkeit: Hilfe ohne Ansehen von Nationalität, Rasse, Religion, Geschlecht und sozialer Stellung
- Neutralität: ausschließlich Hilfe, aber keine politische Einmischung
- Unabhängigkeit: Eigenständigkeit bei der Arbeit mit nationalen Behörden
- Freiwilligkeit: uneigennützige Hilfe ohne Gewinnstreben
- Einheit: jeweils nur eine Rot-Kreuz-Organisation in einem Land
- Universalität: weltumfassende Organisation

Aufgaben und Tätigkeitsfelder

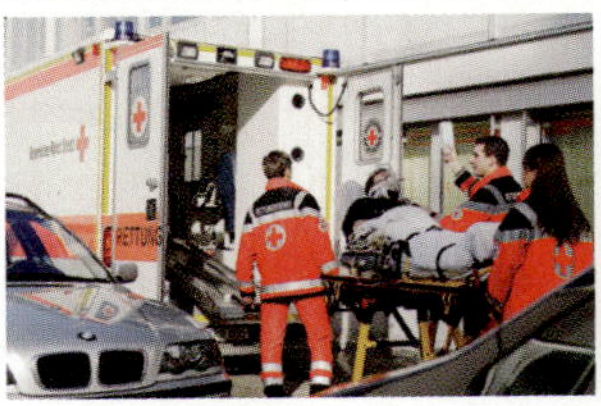

- Erste Hilfe

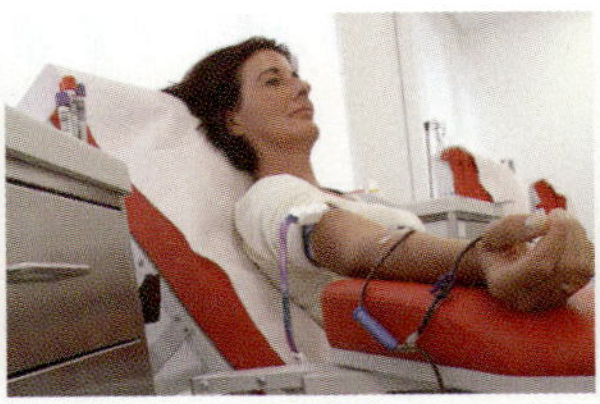

- Blutspendedienst

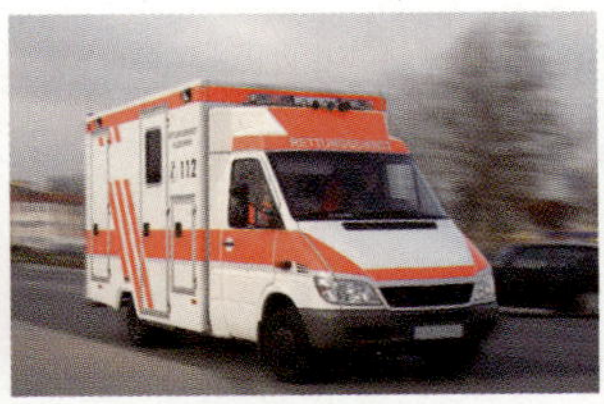

- Hilfsorganisation

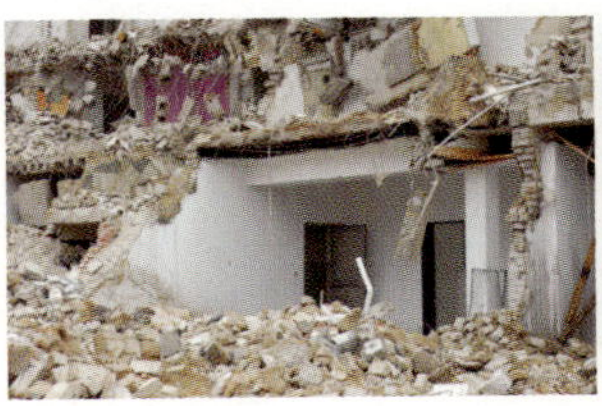

- Humanitäres Völkerrecht

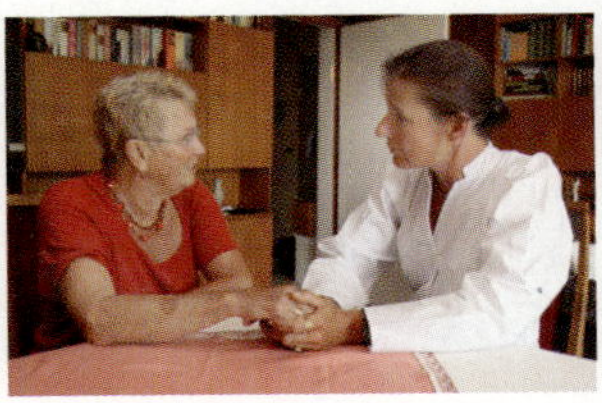

- Sozialarbeit

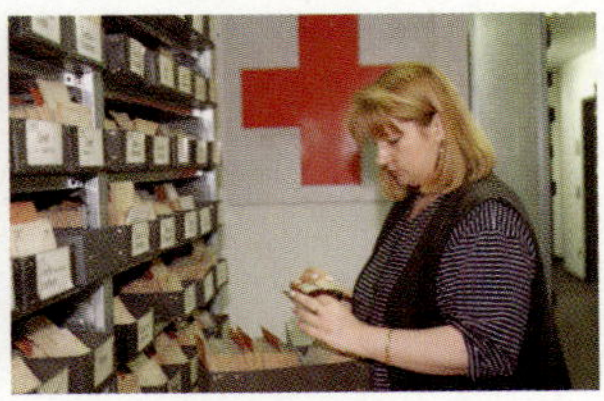

- Suchdienst

Geschichte

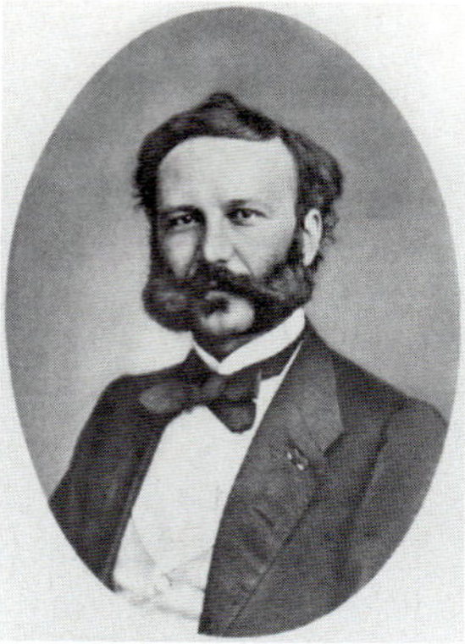

- 1859 Schlacht bei Solferino: der Schweizer Kaufmann Henry Dunant organisiert mit Dorfbewohnern zivile Hilfe für die Verwundeten
- 1863 Gründung des „Internationalen Komitees vom Roten Kreuz" durch Henry Dunant, um eine weltweite unparteiliche und neutrale Versorgung von Opfern durch Kriege, Krisen und Katastrophen zu gewährleisten
- 1863 Unterzeichnung der „Ersten Genfer Konvention" durch Delegierte aus 16 Nationen
- 1863 Gründung der ersten deutsche Vereinigung „Der Württembergische Sanitätsverein" in Stuttgart
- 1864 Symbol für den Verband: die umgekehrte Schweizer Fahne, ein rotes Kreuz auf weißem Grund
- 1901 Friedensnobelpreis für Henry Dunant
- 1921 Organisiation aller deutschen Landesvereine und Landesfrauenvereine im Deutschen Roten Kreuz e. V.
- 1937 „DRK-Gesetz" durch die Nationalsozialisten: Verlust aller Wohlfahrtseinrichtungen sowie des Jugendrotkreuzes und Gliederung nach dem „Führerprinzip"
- Einsatz während des Zweiten Weltkrieges bei der Versorgung Verwundeter, der sozialen Betreuung von Soldaten und Gefangenen sowie der kriegsgeschädigten Zivilbevölkerung
- 1950 Neugründung des DRK in der Bundesrepublik Deutschland
- 1990 mit der deutschen Einigung Auflösung des DRK der DDR und Beitritt zum Deutschen Roten Kreuz
- 2001 neuer Dienstsitz in Berlin

Inform@tionen

http://www.drk.de

http://www.icrc.org

http://www.ifrc.org

! Im Islam dient der „Rote Halbmond", im Iran der „Rote Löwe und Sonne" und in Israel der „Rote Davidstern" als Symbol der internationalen Hilfe.

5. Arbeiterwohlfahrt Bundesverband e. V. (AWO)

Kontakt

AWO Arbeiterwohlfahrt Bundesverband e. V.
Heinrich-Albertz-Haus
Blücherstr. 62–63
10961 Berlin

Telefon: 030 26309-0
Telefax: 030 26309-32599
E-Mail: info@awo.org

Überblick

- Dezentral organisierter Wohlfahrtsverband
- Ca. 600 000 Mitglieder und 140 000 hauptamtliche Mitarbeiter/-innen in 10 000 sozialen Diensten
- Teil der Arbeiterbewegung

Grundsätze und Ziele

- Werte des freiheitlich-demokratischen Sozialismus: Solidarität, Toleranz, Freiheit, Gleichheit und Gerechtigkeit

Aufgaben und Tätigkeitsfelder

- Unterstützung sozial schlechter gestellter Menschen
- Tätigkeitsfelder: z. B. Alten- und Behindertenhilfe, Jugendberufshilfe, Schuldnerberatung, Familienbildung, Straffälligenhilfe, Suchthilfe, Schwangerschaftsberatung, Aus- und Fortbildung von Arbeitslosen, Beratung von Migranten

Geschichte

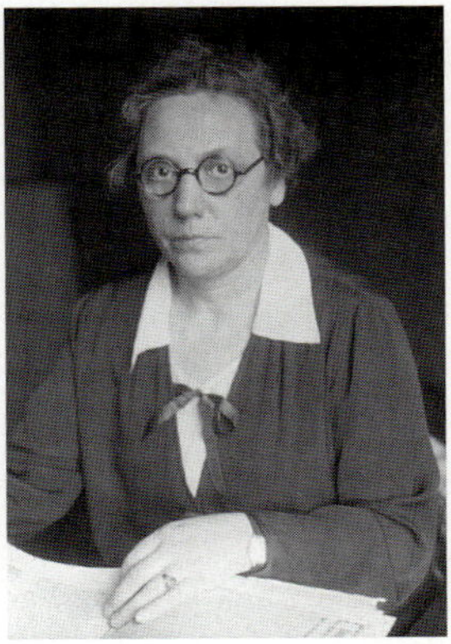

- 1919 Gründung durch die Sozialdemokratin Marie Juchacz, Mitglied der Nationalversammlung
- Nach dem Ersten Weltkrieg Linderung der Not der durch den Krieg Geschädigten, z. B. durch die Einrichtung von Nähstuben, Mittagstischen und Werkstätten
- Im Nationalsozialismus 1933–1945 Auflösung und Verbot der AWO
- 1946 Neugründung als parteipolitisch und konfessionell unabhängige Hilfsorganisation
- Seit 1990 auch in den neuen Bundesländern

Inform@tionen

http://www.awo.org

6. Paritätischer Wohlfahrtsverband

DER PARITÄTISCHE
GESAMTVERBAND

Kontakt

Der Paritätische Gesamtverband
Oranienburger Straße 13-14
10178 Berlin

Telefon: 030 24636-0
Telefax: 030 24636-110
E-Mail: info@paritaet.org

Überblick

- Dachverband von fast 10000 eigenständigen Organisationen, Einrichtungen und Gruppierungen im Sozial- und Gesundheitsbereich, z. B. Arbeiter-Samariter-Bund, Bundesarbeitsgemeinschaft der Clubs Behinderter und ihrer Freunde (BAG cbf) e. V., Deutsche AIDS-Hilfe e. V., Deutsches Jugendherbergswerk, SOS Kinderdorf e. V., Pro Familia
- 15 Landesverbände (Rheinland-Pfalz und Saarland bilden einen Verband)

Grundsätze und Ziele

- Idee der Parität, d. h. Gleichheit aller Menschen, gleiche Chancen zur Verwirklichung ihres Lebens in Würde und Entfaltung der Persönlichkeit
- Prinzipien: demokratische Gesinnung, Toleranz, Offenheit, Vielfalt, soziale Gerechtigkeit
- Konfessionell und parteipolitisch unabhängig

Aufgaben und Tätigkeitsfelder

- Unterstützung der angeschlossenen Organisationen und Verbände in fachlichen, rechtlichen, gesellschaftlichen und wirtschaftlichen Belangen
- Repräsentation der angeschlossenen Organisationen und Verbände

Geschichte

- 1920 Gründung des Fachverbandes „Vereinigung der freien privaten gemeinnützigen Kranken- und Pflegeanstalten Deutschlands"
- 1924 Gründung des Spitzenverbandes „Vereinigung der freien privaten gemeinnützigen Wohlfahrtseinrichtungen Deutschlands"
- 1932 Namensänderung in „Deutscher Paritätischer Wohlfahrtsverband"
- 1934 Zwangsauflösung des Verbandes
- 1949 Neugründung des Gesamtverbandes

Inform@tionen

http://www.der-paritaetische.de

7. Zentralwohlfahrtsstelle der Juden in Deutschland (ZWST)

Kontakt

Zentralwohlfahrtsstelle der Juden
in Deutschland
Hebelstraße 6
60318 Frankfurt am Main

Telefon: 069 9443710
Telefax: 069 494817
E-Mail: zentrale@zwst.org

Überblick

- Dachorganisation der jüdischen Gemeinden in Deutschland
- Vertritt ca. 100 000 Mitglieder in zwölf jüdischen Landesverbänden, 8 jüdischen Gemeinden sowie den jüdischen selbstständigen Frauenbund

Grundsätze und Ziele

- Grundlage: Zedaka (hebr.), das religiöse Wohltätigkeitsgebot der Juden: Anders als im Christentum ist Wohltätigkeit keine Mildtätigkeit, sondern eine Religionspflicht (Mitzwa) zum Schutz von Benachteiligten.
- Prinzipien: Gerechtigkeit, Hilfe zur Selbsthilfe, anonymes Spenden

Aufgaben und Tätigkeitsfelder

- Unterstützung der jüdischen Gemeinden in ihrer Sozialarbeit sowie Koordination der Jugendarbeit
- Tätigkeitsfeld Sozialarbeit: Betreuung von Senioren und Kranken, Betreuung und Eingliederungshilfen für jüdische Neueinwanderer, Förderung von Menschen mit geistiger, psychischer oder physischer Behinderung
- Tätigkeitsfeld Jugendarbeit: Freizeiten und Erholungsmaßnahmen, Gruppenleiterausbildung

Geschichte

- 1917 Gründung des Verbandes zur Koordination der sozialen jüdischen Einrichtungen und zur Unterstützung jüdischer Kriegsteilnehmer und deren Hinterbliebenen
- 1939 Zwangsauflösung durch die Nationalsozialisten, Deportation der Mitarbeiter in Konzentrationslager
- 1951 Neugründung der Zentralwohlfahrtsstelle durch den Zentralrat der Juden in Deutschland

Inform@tionen

http://www.zwst.org

8. Dienste und Einrichtungen der Altenhilfe

Rechtsgrundlage

- § 72 SGB XI: Zulassung ambulanter Pflegedienste und Pflegeheime durch Versorgungsvertrag

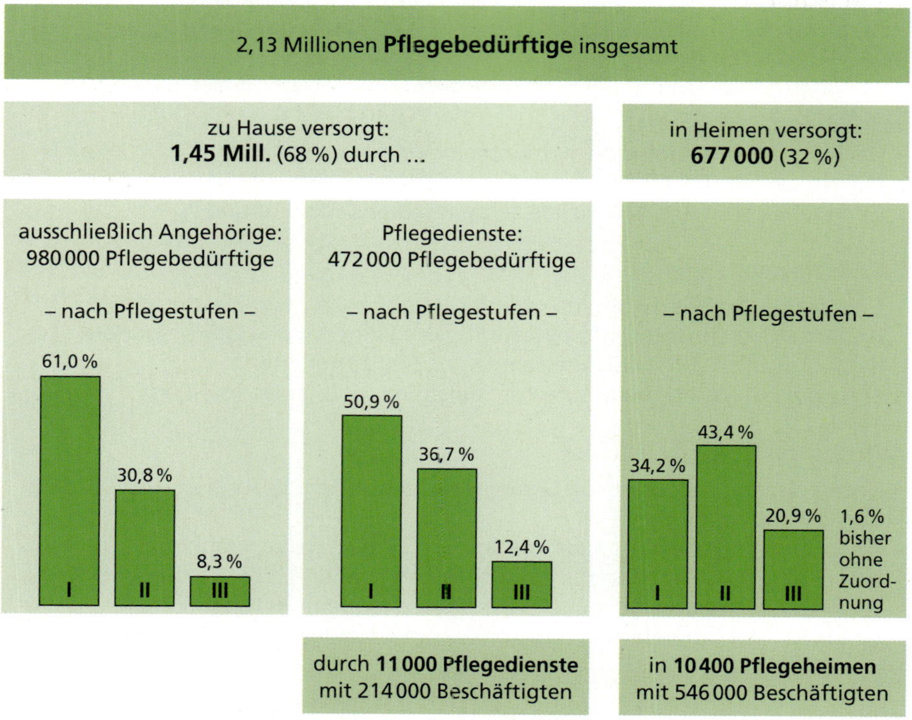

Quelle: Statistisches Bundesamt: Pflegestatistik 2005, Wiesbaden 2007

Ambulante Altenhilfe

- Versorgung von ca. 472 000 Pflegebedürftigen
- ca. 11 000 zugelassene ambulante Pflegedienste, davon 58 % private Träger, 41 % freigemeinnützige Träger, 2 % öffentliche Träger
- Haupteinsatzbereiche: Grundpflege und hauswirtschaftliche Versorgung

Stationäre Altenhilfe

- Versorgung von ca. 677 000 Pflegebedürftigen
- ca. 10 400 zugelassene **Pflegeheime**, davon 55 % freigemeinnütziger Träger, 38 % private Träger, 7 % öffentliche Träger
- 19 % der Pflegeheime mit **Altenheim** oder **betreutem Wohnen**

- Haupteinsatzbereiche: Versorgung älterer Menschen (93 %), gerontopsychiatrische Versorgung (4 %), Versorgung von Behinderten (2 %), Versorgung Schwerkranker oder Sterbender (1 %)

Teilstationäre Altenhilfe

- **Kurzzeitpflege**
  § 42 Abs. 1 SGB XI
  Kann die häusliche Pflege zeitweise nicht, noch nicht oder nicht im erforderlichen Umfang erbracht werden und reicht auch teilstationäre Pflege nicht aus, besteht Anspruch auf Pflege in einer vollstationären Einrichtung. Dies gilt:
  1. *für eine Übergangszeit im Anschluss an eine stationäre Behandlung des Pflegebedürftigen oder*
  2. *in sonstigen Krisensituationen, in denen vorübergehend häusliche oder teilstationäre Pflege nicht möglich oder nicht ausreichend ist.*
- **Tages- und Nachtpflege**
  § 41 Abs. 1 SGB XI
  Pflegebedürftige haben Anspruch auf teilstationäre Pflege in Einrichtungen der Tages- oder Nachtpflege, wenn häusliche Pflege nicht in ausreichendem Umfang sichergestellt werden kann oder wenn dies zur Ergänzung oder Stärkung der häuslichen Pflege erforderlich ist. Die teilstationäre Pflege umfasst auch die notwendige Beförderung des Pflegebedürftigen von der Wohnung zur Einrichtung der Tagespflege oder der Nachtpflege und zurück.

Offene Altenhilfe

- Dienste, Einrichtungen, Maßnahmen, Angebote und Veranstaltungen, die sich nicht vorrangig auf die Erbringung professioneller Pflegehilfen und pflegerischen Versorgung beziehen, z. B. Bildungsangebote, Kulturarbeit, Prävention oder Partizipation.
- Leitbilder: Produktives Alter, Selbsthilfe, soziale Integration
- Angebote: z. B. Essen auf Rädern, mobile soziale Hilfsdienste, individuelle Schwerstbehindertenbetreuung, Haus-Notrufsysteme, Beratungsstellen Seniorenbüros, Seniorenclubs, Selbsthilfegruppen, Gemeindedienste, Seniorenreisen und Reisebegleitung

Inform@tionen

http://www.destatis.de

http://www.bmg.bund.de (Vierter Bericht über die Entwicklung der Pflegeversicherung)

1. Schnittstellenmanagement

Schnittstellen

- Kontakt- und Transferpunkte zwischen verschiedenen Funktionsbereichen, Unternehmen, Institutionen oder Personen

Arten von Schnittstellen

- Betriebsinterne Schnittstellen in der Altenpflege:
  - Verwaltung, Pflege, Hauswirtschaft, Haustechnik usw.
- Betriebsexterne Schnittstellen in der Altenpflege:
  - Krankenhaus, Ärzte, Apotheke, Therapeuten, Behörden und Ämter, Heimaufsicht, MDK, Ambulante Dienste, Pflegestützpunkte, Pflegekassen, Krankenkassen, Angehörige, Seelsorger usw.

Probleme an Schnittstellen

- Unterschiedliche Zielsetzungen und „Sprachen"
- Reibungsverluste
- Informations- und Kommunikationsdefizite
- Verantwortungs- und Zuständigkeitsdefizite

Ziele des Schnittstellenmanagements

- Zielabstimmung
- Optimierung der Zusammenarbeit
- Passgenaue Kommunikations- und Informationsinstrumente
- Konfliktmanagement

Instrumente des Schnittstellenmanagements (Auswahl)

- Flow charts (Flussdiagramme), s. Seite 51
- Prozess- und Zuständigkeitsmatrix
- Organigramm
- Stellenbeschreibung
- Standards
- Qualitätsmanagementhandbuch
- Überleitungsbogen
- Checklisten

Beispiel eines Flussdiagramms: Aufnahme eines Heimbewohners

V	D	I
HL	HL/V	
HL	HL/V	
HL	HL/V	
HL	HL/V	

* V = Verantwortung
D = Durchführung
I = Information

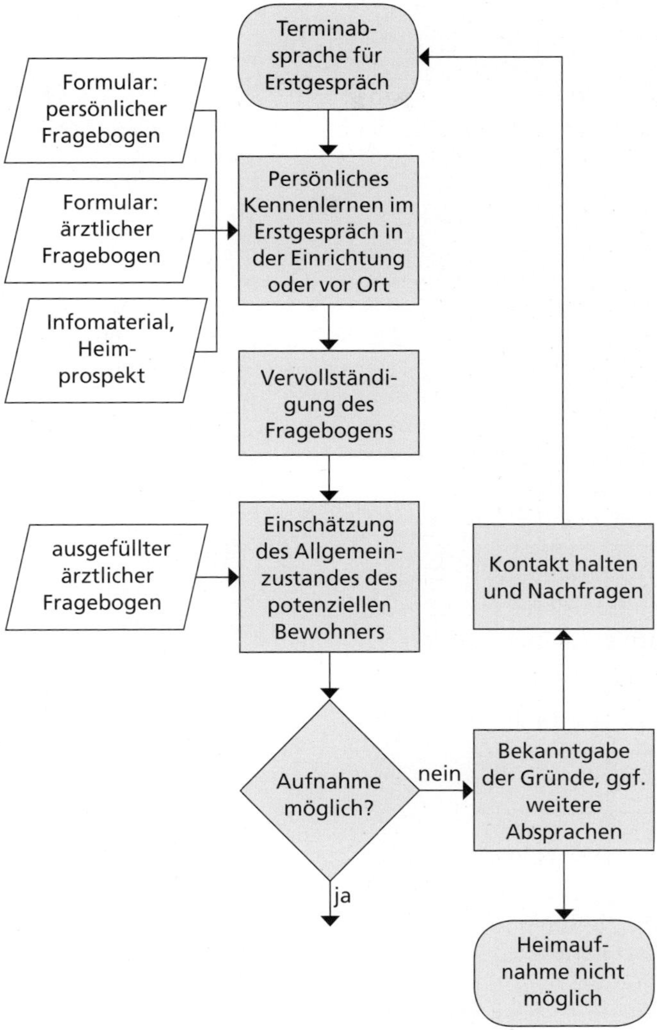

In Anlehnung an:
Quelle: www.lv-westfalen-lippe.drk.de/bbs/stat_leseprobe2.pdf, Zugriff am 12.03.2008

Beispiel eines Flussdiagramms: Aufnahme eines Heimbewohners

V	D	I*
HL	HL/V	
HL	HL/V	PDL/ WBL
HL	HL	PDL/ WBL
HL	HL	PDL/ WBL/ MA
V	V	PDL/ WBL

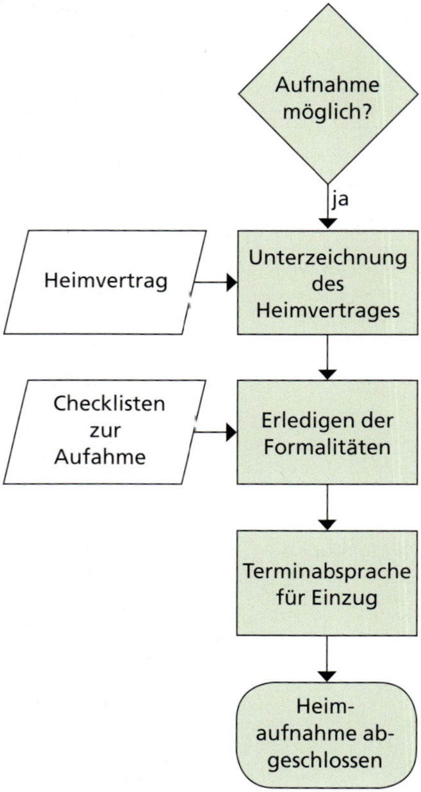

* V = Verantwortung
D = Durchführung
I = Information

Quelle: http://www.lv-westfalen-lippe.drk.de/bbs/stat_leseprobe2.pdf, Zugriff am 12.03.2008

Inform@tionen

Checklisten zum Flussdiagramm „Aufnahme eines Heimbewohners“:
www.lv-westfalen-lippe.drk.de/bbs/stat_leseprobe2.pdf

Standard „Regelungen Schnittstellen“:
www.pqsg.de/seiten/openpqsg/hintergrund-schnittstellen.htm

Checkliste zur Heimaufnahme im Qualitätsmanagement-Handbuch

Checkliste zur Heimaufnahme für Heimleitung/ Pflegedienstleitung

Name:	Einzug am:	Wohnbereich:	Zimmer-Nr.:
Auftrag erteilt am:		Auftrag erledigen bis:	

Informationsgespräch mit Bewohner/innen und Angehörigen:		
	erledigt am:	Hdz.
Anfrage-/Aufnahmeformular ergänzen		
Informationen über benötigte Unterlagen		
Informationen über Anträge, die gestellt werden müssen		
Nachfrage nach medikamentöser Versorgung und ärztlicher Betreuung		
Informationen im Umgang mit Bewohnerwäsche (Wäschezeichen)		
Informationen über Möglichkeiten der Bargeldverwaltung		
Informationen über Telefonanschluss		
Informationen über interne und externe Veranstaltungen		
Informationen über Einnahme der Mahlzeiten (Angabe der Essenszeiten)		
Informationen über Zimmereinrichtung		
Information über mögliche Hilfen vor und beim Umzug		

Hausinterne Tätigkeiten	erledigt am:	Hdz.
Vorbereiten und Verteilen der Checklisten		
Weiterleitung der Bewohnerunterlagen an die Wohngruppe		
Terminvereinbarung mit Hausmeister wegen Hilfe beim Umzug		

Freigabe durch:	bearbeitet von:	Änderungsstatus	Datum	Seite 3
DRK-LV WL	QMHB-Projektteam		Januar 2002	von 4

Quelle: http://www.lv-westfalen-lippe.drk.de/bbs/stat_leseprobe2.pdf, Zugriff am 23.03.2009

2. Case-Management

Case-Management

- „Case" (engl.) Fall, Sache, Angelegenheit

Aufgaben und Ziele des Case-Managements

Case-Management	
Case-Management i.e.S.	**Care-Management**
– Unterstützungsmanagement – Im Mittelpunkt: der hilfsbedürftige Mensch, insbesondere mit Multimorbidität und Pflegedefiziten	– Versorgungsmanagement – Im Mittelpunkt: das institutionelle System im Sozial- und Gesundheitsbereich und dessen Akteure
Ziele – Ermittlung der Bedürfnisse des Hilfsbedürftigen – Aktivierung seiner Ressourcen und Stärkung des Selbstmanagements – Informationen – Förderung der individuellen Entscheidungs- und Handlungskompetenz des Hilfebedürftigen und seiner Angehörigen – Koordination von Dienstleistungen – Versorgungskontinuität – Evaluation	**Ziele** – Aufbau von Kooperationen zwischen den Institutionen und Akteuren – Organisation von Versorgungsleistungen durch den Aufbau von Netzwerken – Optimierung von Versorgungsprozessen und Zuständigkeiten – wirtschaftliche Handhabung der Versorgung – Entwicklung von Instrumenten (z. B. Überleitungsbogen)

←————————————————→

! Die Übergänge vom Case-Management zum Care-Management sind fließend.

Schematische Darstellung: Einsatz des Case-Managers bei der Krankenhausentlassung einer Hilfe bedürftigen Person

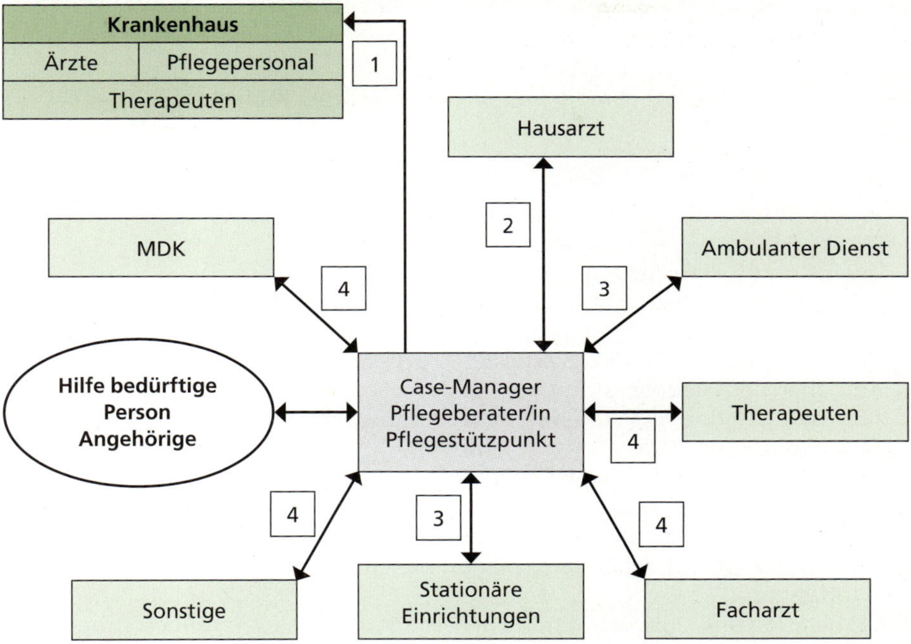

1. Der Case-Manager stellt alle Informationen aus dem Krankenhaus zusammen.
2. Der Hausarzt wird über die Entlassung informiert.
3. Ambulanter Dienst bzw. die stationäre Einrichtung wird – in Absprache mit der Hilfe bedürftigen Person – angefragt und informiert.
4. Ggf. werden mit den anderen Akteuren Absprachen getroffen und Termine vereinbart.

! Einbeziehung der Hilfe bedürftigen Person und dessen Angehörigen im Sinne des Unterstützungs- und Selbstmanagements

Pflegeberatung nach § 7a SGB XI

– Aufgaben des Case-Managers als Pflegeberater/in

Inform@tionen

Pflegestützpunkte, s. S. 56

Pflegeberatung, s. S. 55

3. Pflegestützpunkte und Pflegeberatung

Rechtsgrundlage

- § 7a SGB XI (Pflegeberatung)
- § 92c SGB XI (Pflegestützpunkte)
- Art. 5 Charta der Rechte hilfe- und pflegebedürftiger Menschen

Pflegeberatung nach § 7a SGB XI

- Anspruch auf individuelle Beratung und Hilfestellung durch Pflegeberater/in für alle Personen, die Leistungen nach SGB XI erhalten
- Unabhängige Hilfeleistung
- Pflegebegleitung entspricht dem klassischen Case-Management (s. S. 54)
- Pflegeberater/innen: Pflegefachkräfte, Sozialversicherungsfachangestellte oder Sozialarbeiter mit der jeweils erforderlichen Zusatzqualifikation
- Aufgaben der Pflegeberatung:
  - Erfassung und Analyse des Hilfebedarfs unter Berücksichtigung der Begutachtung durch den MDK
  - Erstellung eines individuellen Versorgungsplanes: Sozialleistungen, gesundheitsfördernde, präventive, kurative, rehabilitative oder sonstige medizinische sowie pflegerische und soziale Hilfen
  - Durchführung des Versorgungsplanes: Genehmigung, Überwachung und ggf. Anpassung
  - Evaluation und Dokumentation bei besonders komplexen Fallgestaltungen

Pflegestützpunkte nach § 92c SGB XI

- Einrichtung durch Pflege- und Krankenkassen, wenn oberste Landesbehörde zustimmt
- Beteiligung von
  - zugelassenen Pflegeeinrichtungen
  - interessierten kirchlichen sowie sonstigen religiösen und gesellschaftlichen Trägern und Organisationen
- Träger: die beteiligten Kosten- und Leistungsträger
- Ziel: wohnortnahe Versorgung, Beratung und Betreuung der Versicherten
- Einbindung des Ehrenamtes
- Pflegestützpunkte entsprechen dem klassischen Care-Management (s. S. 54)
- Aufgaben der Pflegestützpunkte:
  - Umfassende und unabhängige Beratung
  - Sektorübergreifende Koordination aller Hilfs- und Unterstützungsangebote einschließlich der Hilfestellung bei der Inanspruchnahme der Leistungen
  - Vernetzung aufeinander abgestimmter pflegerischer und sozialer Versorgungs- und Betreuungsangebote

! Pflegeberatung ist in den Pflegestützpunkten angesiedelt: Effektive Verknüpfung von Case- und Care-Management!

Abb. Pflegestützpunkte im Kontext der Akteure im Wohnquartier

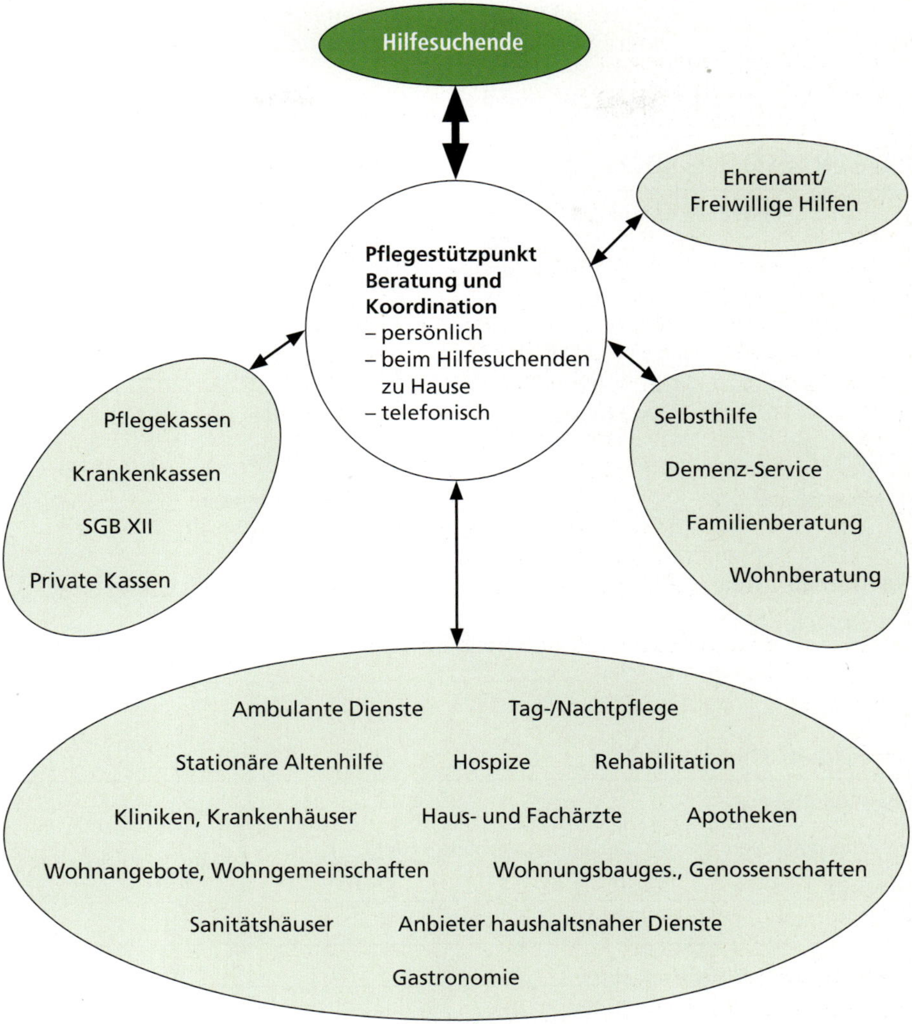

Quelle: KDA, Abb. aus: Kuratorium Deutsche Altershilfe (Hrsg): Werkstatt Pflegestützpunkte, Zwischenbericht vom 27. Juni 2008, S. 23

Inform@tionen

http://www.bmg.bund.de

4. Pflegeüberleitungsbogen

Ein wichtiges Instrument des Schnittstellenmanagements bei der Überleitung von einer Institution zur anderen ist der so genannte Überleitungsbogen.

Beispiel eines Pflegeüberleitungsbogens

ÜBERLEITUNGSBOGEN VOM PFLEGEDIENST Fax:

Pflegedienst / Stempel	Ansprechperson: ____ Telefonnr.: ____ Erreichbarkeit: ____

Stammdaten der Patientin / des Patienten

Name: ____ Vorname: ____

Geburtsdatum: ____ Familienstand: ____

Adresse: ____

Betreuer/in (Name / Tel.): ____

Konfession: ev. ○ kath. ○ Sonstige Religion: ____

Hausarzt/-ärztin (Name / Tel.): ____

—

Krankenversicherung: ____

Soziale Aspekte

Bezugsperson/en: (Name / Beziehungsverhältnis / Tel.):

____

____

Lebt in gemeins. Haushalt mit: ____

Lebt alleine ○ Betreutes Wohnen ○

Schlüssel hat: ____

Vorsorgevollmacht: ja ○ nein ○

Bevollmächtigt: ____

Patientenverfügung: ja ○ nein ○

Pflegeeinstufung: ja ○ nein ○ Stufe: ____ beantragt: ○

– 2 –

Bisherige Medikation	**Allergien**
s. Medikamentenplan ○ zuletzt gegeben: ________________	________________
________________	________________
________________	________________
Bereits bekannte Probleme	**Vorerkrankungen**
________________	________________
________________	________________

Fähigkeiten und Einschränkungen der Patientin / des Patienten

Mobilität	selbstst.	mit Hilfe	unselbstständig
– Freies Gehen	○	○	○
– Gebrauch v. Gehhilfen	○	○	○
– Sitzen/Umsetzen......................	○	○	○
Körperpflege	**selbstst.**	**mit Hilfe**	**unselbstständig**
– Waschen	○	○	○
– Bad / Dusche	○	○	○
– Mundpflege.............................	○	○	○
– An- u. Auskleiden....................	○	○	○
Ernährung	**selbstst.**	**mit Hilfe**	**unselbstständig**
– Nahrungsaufnahme	○	○	○
– Schluckstörungen....................	ja ○	zeitweise ○	nein ○
– Diät:	________________		
– Sondenkost:............................	________________		
Orientierung	**ja**	**zeitweise**	**nein**
– zeitlich	○	○	○
– örtlich.......................................	○	○	○
– situativ	○	○	○
– persönlich	○	○	○
Ausscheidungen	**ja**	**zeitweise**	**nein**
Harninkontinenz.........................	○	○	○
Stuhlinkontinenz	○	○	○
....	○	○	○

Ausscheidungen		
– DK-Wechsel:	Silikon ○	Latex ○
– letzter Stuhlgang:	Durchfall ○	Obstipation ○
–	________________	
–	________________	

– 3 –

Pflegeumfang (mit Häufigkeit)

Grundpflege	Hauswirtschaftl. Versorgung
–	–
–	
–	**Besonderheiten** (Lagerung, ...)
	–
Behandlungspflege	–
–	–
–	–
–	–

Hilfsmittel	vorhanden	mitgegeben
Rollator..........................	○	○
Rollstuhl	○	○
Pflegebett	○	
Lagerungsmatratze	○	
Nachtstuhl.....................	○	
Brille/n / Hörgerät	○	○
Zahnprothese................	○	○
....	○	○
....	○	○

Bitte um Rücksprache Ansprechperson s. o. ○

....

Datum, Unterschrift — Unterschrift Patient/in

Faxnr. der Empfänger:

In Anlehnung an Überleitungsbogen des Versorgungsnetzes Gesundheit
Verein zur Förderung der interdisziplinären Zusammenarbeit im Gesundheitswesen e.V.
Georgstr. 12, 26121 Oldenburg
Quelle: http://www.versorgungsnetz-gesundheit.de/Dokumente/Standards/PUEB%20HKP%20-%20Krhs.pdf, Zugriff: 12.03.2008

1. Öffentliches Recht und Privatrecht

Überblick

Recht

Privatrecht Zivilrecht

- Rechtsbeziehungen **zwischen** den **Bürgern**
- Prinzip der **Gleichberechtigung**

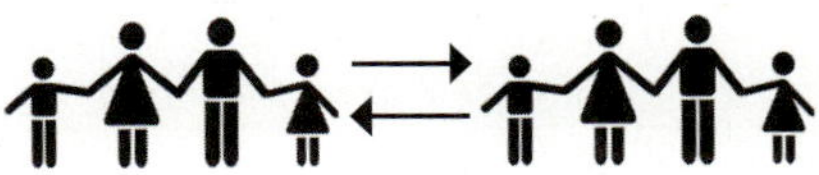

Beispiele:
- Kaufvertragsrecht (BGB)
- Mietrecht (BGB)
- Schadenersatz (BGB)
- Rechtliche Betreuung (BGB)
- Erbrecht (BGB)

Öffentliches Recht

- Rechtsbeziehungen zwischen **Staat** und **Bürgern**
- Prinzip der **Über- und Unterordnung**

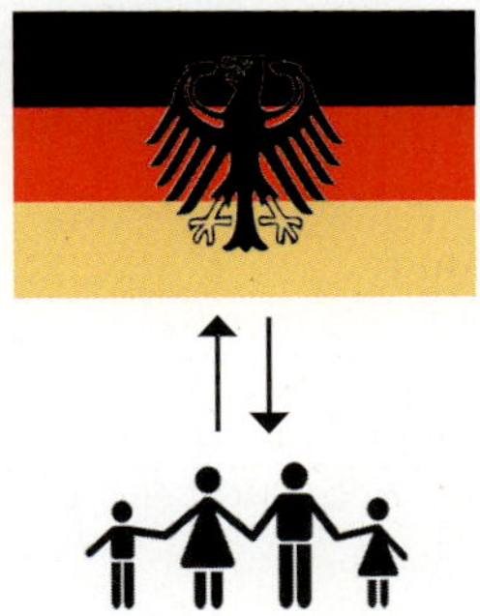

Beispiele:
- Polizeirecht der Länder (PolG)
- Sozialrecht (SGB)
- Heimrecht (HeimG)
- Strafrecht (StGB)

2. Rechtsquellen

Überblick über die wichtigsten Rechtsquellen

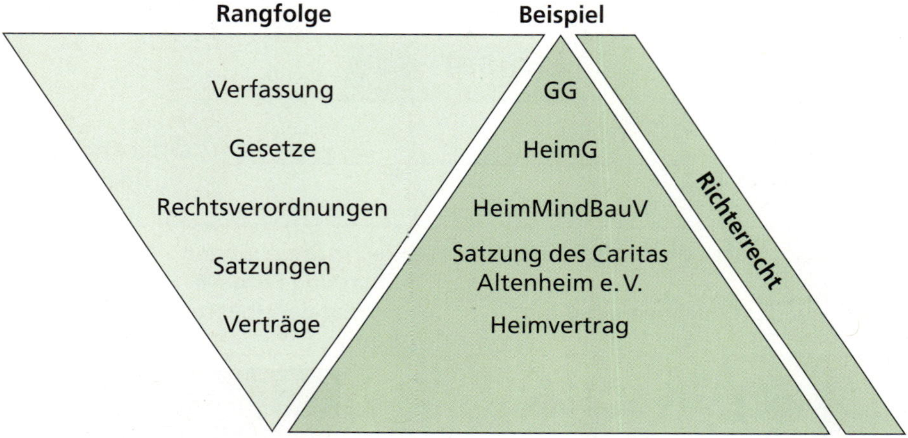

- Verfassung
  - Grundgesetz der Bundesrepublik Deutschland als Maßstab für alle übrigen innerstaatlichen Rechtsquellen
  - Kann nur mit Zweidrittel-Mehrheit von Bundestag und Bundesrat verändert werden; Art. 1 und Art. 20 sind unveränderbar (Art. 79 GG).

- Gesetze
  - Von der gesetzgebenden Gewalt beschlossen (Bundesebene: Bundestag, z. T. mit Zustimmung des Bundesrates; Landesebene: Länderparlamente)

- Rechtsverordnungen
  - Bundesregierung, Bundesminister oder Landesregierungen können durch Gesetz ermächtigt werden, Rechtsverordnungen zu erlassen.
  - Detailregelungen zu Gesetzen (Entlastung des Gesetzgebers)

- Satzungen
  - Rechtsvorschriften und Regelungen von Körperschaften, Anstalten des öffentlichen Rechts, Vereinen

- Verträge
  - Regelungen und Rechtsgeschäfte zwischen Vertragspartnern, z. B. Heimvertrag zwischen Bewohner und Heimträger

- Richterrecht
  - Rechtsauslegungen (Grundsatzurteile) der Gerichte: Schließung von Lücken

3. Aufbau der Gerichtsbarkeit

Organe

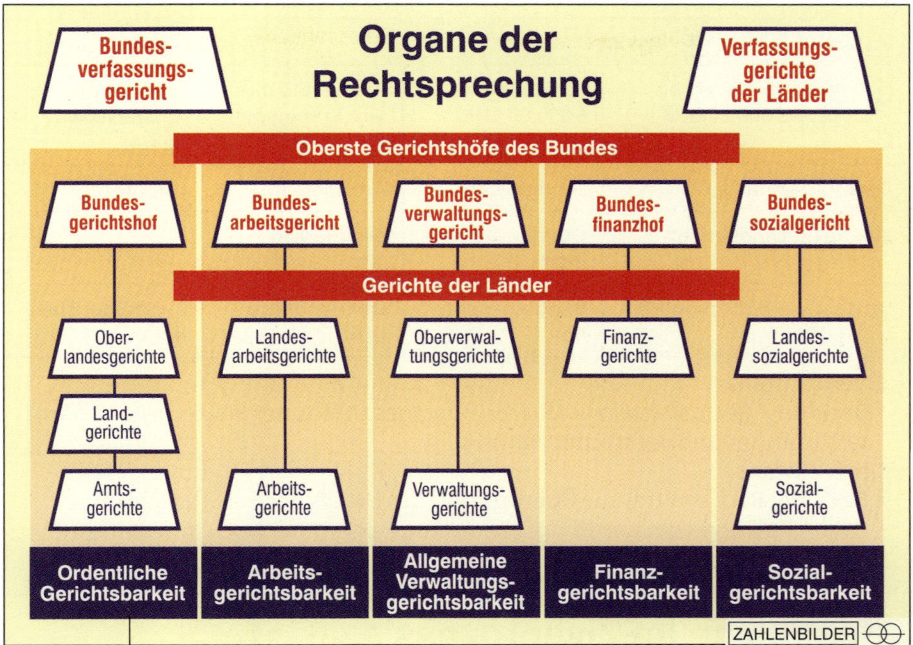

 129 010

Ordentliche Gerichtsbarkeit

Ordentliche Gerichtsbarkeit

Freiwillige Gerichtsbarkeit
(„helfende" Gerichtsbarkeit)
z. B.
- Vormundschaftsgericht: Betreuung, Unterbringung
- Nachlassgericht: Testamente, Erbscheine

Zivilgerichtsbarkeit
(„streitige" Gerichtsbarkeit)
z. B.
- Mahnsachen
- Zivilprozesse (Schadenersatz, Kaufvertragsstörungen, Mietrechtssachen, …)

Strafgerichtsbarkeit
(„streitige" Gerichtsbarkeit)
z. B.
- Ordnungswidrigkeiten
- Erwachsenen-Strafrecht
- Jugend-Strafrecht

Instanzen

- Erste Instanz
  - Gericht, bei dem die Klage eingereicht wird
  - Abhängig vom Streitwert bzw. von der zu erwartenden Strafe

Instanz	Zivilgerichtsbarkeit		Strafgerichtsbarkeit	
	Streitwert bis 5 000,00 EUR	Streitwert über 5 000,00 EUR	Kleine und mittlere Kriminalität (4 Jahre)	Schwere und Schwerstkriminalität
Erste	Amtsgericht	Landgericht	Amtsgericht	Landgericht
Zweite	Landgericht	Oberlandesgericht	Landgericht	–
Dritte	– nicht möglich –	Bundesgerichtshof	Oberlandesgericht	Bundesgerichtshof

- Zweite Instanz
  - Berufung: Rechtsmittel zur Überprüfung des Urteils der Ersten Instanz nach tatsächlicher und rechtlicher Hinsicht
- Dritte Instanz
  - Revision: Rechtsmittel zur Überprüfung des Urteils der Berufungsinstanz (wenn Revision vom Berufungsgericht zugelassen) nur noch in rechtlicher Hinsicht

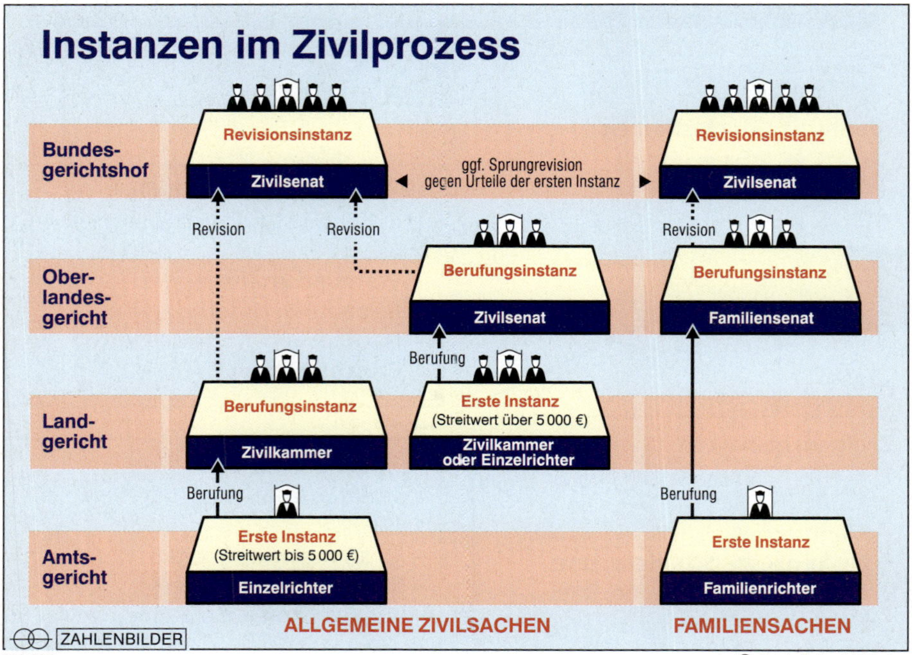

129 605 © Erich Schmidt Verlag

4. Rechtliche Fähigkeiten

Rechtsfähigkeit

- Rechtsgrundlage: § 1 BGB
- Wirkung: Fähigkeit, Träger von Rechten und Pflichten zu sein
- Beginn: mit der Geburt
- Ende: durch Tod
- Ausnahmen: Erbe wird, wer gezeugt, aber noch nicht geboren wurde (§ 1923 Abs. 2 BGB)
- Juristische Personen erlangen die Rechtsfähigkeit mit Eintragung in Register bzw. per Gesetz

Geschäftsfähigkeit

- Rechtsgrundlage: § 2 BGB, §§ 104 ff. BGB
- Wirkung: Fähigkeit, Rechtsgeschäfte selbstständig abschließen zu können
- Beginn: mit Volljährigkeit (Vollendung des 18. Lebensjahres)
- Ende: durch Tod
- Ausnahmen: Geschäftsunfähigkeit oder Beschränkte Geschäftsfähigkeit

Die volle Geschäftsfähigkeit wird „in Stufen" erworben:

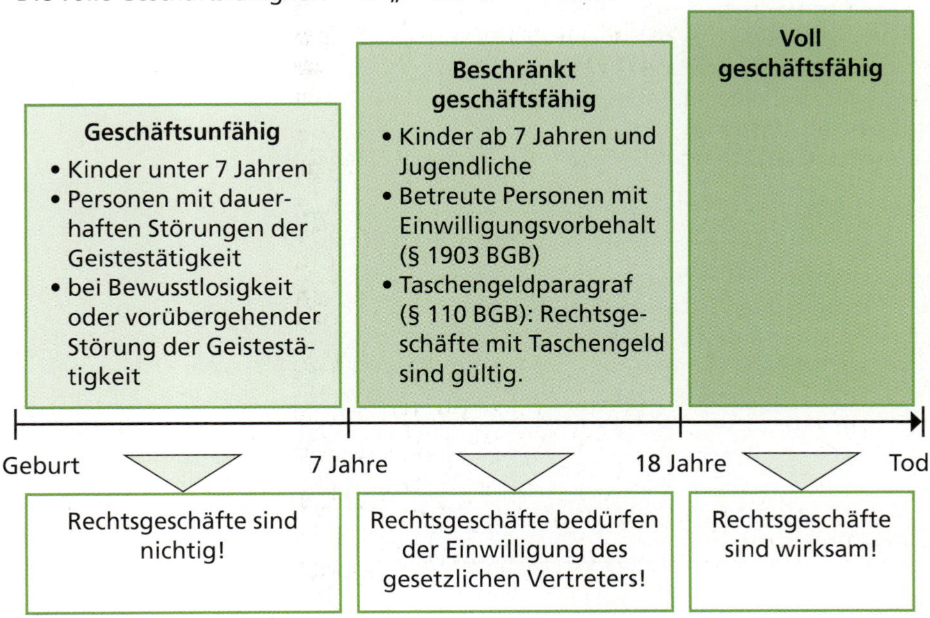

Deliktsfähigkeit

- Rechtsgrundlage: §§ 823 ff. BGB
- Wirkung: Fähigkeit, für sein Handeln verantwortlich zu sein und Schadenersatz zu leisten (Zivilrecht)

- Beginn: mit Vollendung des 7. Lebensjahres
- Ende: durch Tod
- Ausnahmen: Deliktsfähigkeit und Bedingte Deliktsfähigkeit

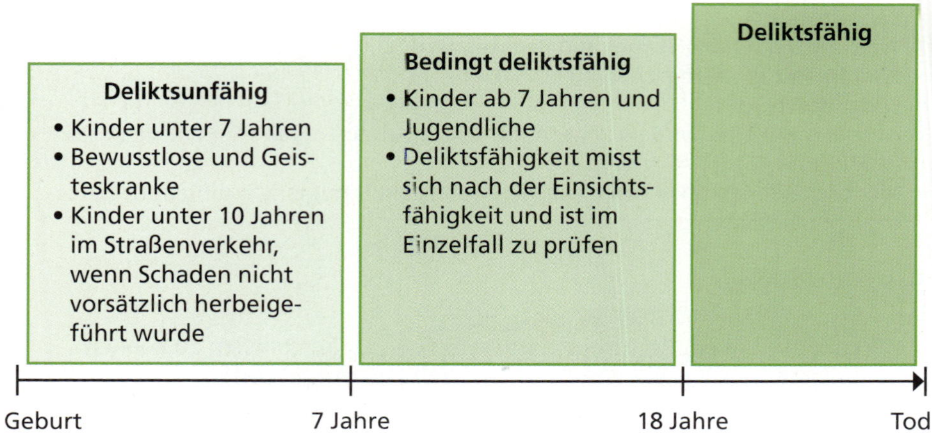

Schuldfähigkeit

- Rechtsgrundlage: §§ 19 ff. BGB
- Wirkung: Fähigkeit, das Unrecht einer Straftat einzusehen und die Voraussetzung zur Bestrafung (Strafrecht)
- Beginn: mit dem 14. Lebensjahr
- Ende: durch Tod
- Ausnahmen: Schuldunfähigkeit und Bedingte Schuldfähigkeit

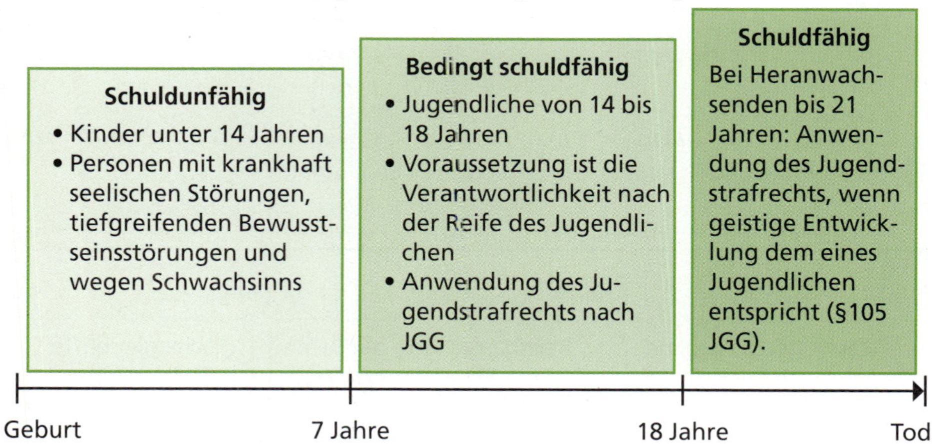

Inform@tionen

Lexikon von http://www.juraforum.de
http://dejure.org/

1. Grundrechte

Wesen

- Abwehrrechte gegen Übergriffe durch die staatliche Gewalt
- Verpflichtung des Staates, die Grundrechte zu verwirklichen und zu gewährleisten: Gesetzgebung, Rechtsprechung und Verwaltung sind daran gebunden.
- Geltung nur zwischen Staat und Bürger
- Mittelbare Wirkung über die Gesetze, z. B. über das Heimgesetz

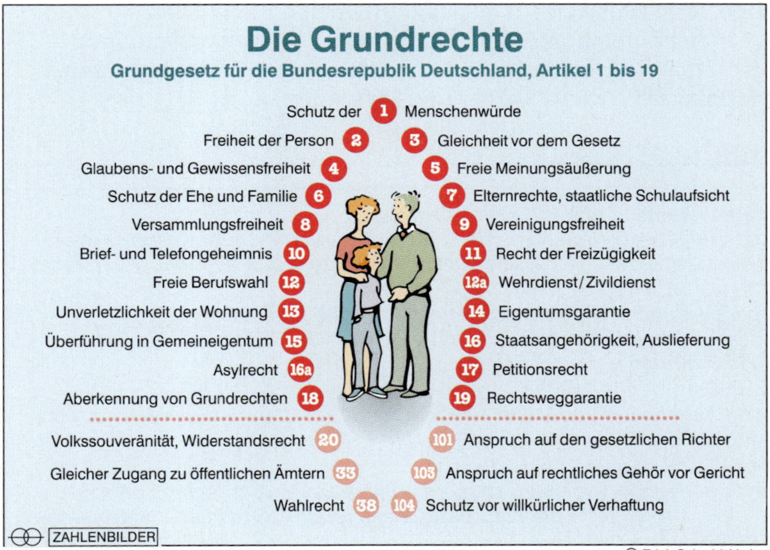
Die Grundrechte
Grundgesetz für die Bundesrepublik Deutschland, Artikel 1 bis 19
Schutz der 1 Menschenwürde
Freiheit der Person 2
3 Gleichheit vor dem Gesetz
Glaubens- und Gewissensfreiheit 4
5 Freie Meinungsäußerung
Schutz der Ehe und Familie 6
7 Elternrechte, staatliche Schulaufsicht
Versammlungsfreiheit 8
9 Vereinigungsfreiheit
Brief- und Telefongeheimnis 10
11 Recht der Freizügigkeit
Freie Berufswahl 12
12a Wehrdienst/Zivildienst
Unverletzlichkeit der Wohnung 13
14 Eigentumsgarantie
Überführung in Gemeineigentum 15
16 Staatsangehörigkeit, Auslieferung
Asylrecht 16a
17 Petitionsrecht
Aberkennung von Grundrechten 18
19 Rechtsweggarantie
Volkssouveränität, Widerstandsrecht 20
101 Anspruch auf den gesetzlichen Richter
Gleicher Zugang zu öffentlichen Ämtern 33
103 Anspruch auf rechtliches Gehör vor Gericht
Wahlrecht 38
104 Schutz vor willkürlicher Verhaftung
ZAHLENBILDER

60 110 © Erich Schmidt Verlag

Viele Grundrechte spielen auch in der Pflege eine besondere Rolle, insbesondere der Art. 1 GG:

> ***Artikel 1 GG***
> *(1) Die Würde des Menschen ist unantastbar. Sie zu achten und zu schützen ist Verpflichtung aller staatlichen Gewalt.*
> *(2) Das Deutsche Volk bekennt sich darum zu unverletzlichen und unveräußerlichen Menschenrechten als Grundlage jeder menschlichen Gemeinschaft, des Friedens und der Gerechtigkeit in der Welt.*
> *(3) Die nachfolgenden Grundrechte binden Gesetzgebung, vollziehende Gewalt und Rechtsprechung als unmittelbar geltendes Recht.*

Inform@tionen

http://www.bundestag.de

2. Charta der Rechte hilfe- und pflegebedürftiger Menschen

Ziele

- Stärkung der Rolle und Rechtsstellung der Pflegebedürftigen und ihrer Angehörigen
- Informationen und Anregungen bei der Gestaltung des Hilfe- und Pflegeprozesses

Autoren

- „Runder Tisch Pflege"
- 200 Expertinnen und Experten aus allen Verantwortungsbereichen der Altenpflege, u. a. Länder, Kommunen, Einrichtungsträger, Wohlfahrtsverbände, private Trägerverbände, Heimaufsicht, Pflegekassen, Interessenvertretungen der älteren Menschen, Wissenschaftler und Stiftungen

Artikel der Charta

Artikel 1: Selbstbestimmung und Hilfe zur Selbsthilfe
Jeder hilfe- und pflegebedürftige Mensch hat das Recht auf Hilfe zur Selbsthilfe sowie auf Unterstützung, um ein möglichst selbstbestimmtes und selbstständiges Leben führen zu können.

Artikel 2: Körperliche und seelische Unversehrtheit, Freiheit und Sicherheit
Jeder hilfe- und pflegebedürftige Mensch hat das Recht, vor Gefahren für Leib und Seele geschützt zu werden.

Artikel 3: Privatheit
Jeder hilfe- und pflegebedürftige Mensch hat das Recht auf Wahrung und Schutz seiner Privat- und Intimsphäre.

Artikel 4: Pflege, Betreuung und Behandlung
Jeder hilfe- und pflegebedürftige Mensch hat das Recht auf eine an seinem persönlichen Bedarf ausgerichtete, gesundheitsfördernde und qualifizierte Pflege, Betreuung und Behandlung.

Artikel 5: Information, Beratung und Aufklärung
Jeder hilfe- und pflegebedürftige Mensch hat das Recht auf umfassende Informationen über Möglichkeiten und Angebote der Beratung, der Hilfe, der Pflege sowie der Behandlung.

Artikel 6: Kommunikation, Wertschätzung und Teilhabe an der Gesellschaft
Jeder hilfe- und pflegebedürftige Mensch hat das Recht auf Wertschätzung, Austausch mit anderen Menschen und Teilhabe am gesellschaftlichen Leben.

Artikel 7: Religion, Kultur und Weltanschauung
Jeder hilfe- und pflegebedürftige Mensch hat das Recht, seiner Kultur und Weltanschauung entsprechend zu leben und seine Religion auszuüben.

Artikel 8: Palliative Begleitung, Sterben und Tod
Jeder hilfe- und pflegebedürftige Mensch hat das Recht, in Würde zu sterben.

Inform@tionen

Die Charta findet sich unter: http://www.bmfsfj.de

Informationen über den Umsetzungsprozess der Charta unter: http://www.dza.de

3. Verfassungsgrundsätze

Rechtsgrundlage

- Art. 20 GG
  (1) Die Bundesrepublik Deutschland ist ein demokratischer und sozialer Bundesstaat.
  (2) Alle Staatsgewalt geht vom Volke aus. Sie wird vom Volke in Wahlen und Abstimmungen und durch besondere Organe der Gesetzgebung, der vollziehenden Gewalt und der Rechtsprechung ausgeübt.
  (3) Die Gesetzgebung ist an die verfassungsmäßige Ordnung, die vollziehende Gewalt und die Rechtsprechung sind an Gesetz und Recht gebunden.
  (4) Gegen jeden, der es unternimmt, diese Ordnung zu beseitigen, haben alle Deutschen das Recht zum Widerstand, wenn andere Abhilfe nicht möglich ist.

Grundsätze der freiheitlich-demokratischen Grundordnung

Art. 20 GG beschreibt die Staats- und Regierungsform der Bundesrepublik Deutschland. Die folgenden Grundsätze sind die tragenden Säulen der freiheitlich-demokratischen Grundordnung:

- Republik
  - Gegenbegriff zur Monarchie
  - Wahl des Staatsoberhauptes (Bundespräsident) auf Zeit
- Demokratie
  - „Herrschaft des Volkes" (Volkssouveränität)
  - durch Wahlen und Abstimmungen (Repräsentative Demokratie)
- Bundesstaat
  - Gesamtstaat (Bund) gliedert sich in 16 Bundesländer (Föderalismus), s. S. 70
  - Zuständigkeiten der Länder insbesondere in der Verwaltung, Rechtsprechung und Kulturpolitik
- Sozialstaat
  - Verpflichtung des Staates zu einer Politik der sozialen Gerechtigkeit und des sozialen Ausgleichs
  - Beispiele: Sozialversicherungen, Kindergeld, Wohngeld, ...
- Rechtsstaat
  - Gewaltenteilung von Legislative, Exekutive und Judikative
  - Bindung der Staatsgewalt an Recht und Gesetze
  - Gesetzesvorbehalt und Rechtsschutz des Einzelnen

Unveränderbarkeit der Grundsätze

- Verfassungsgrundsätze sind nach Art. 79 Abs. 3 GG unveränderbar
- Neue Grundsätze (Umwelt- und Tierschutz) nur als Anhang im Art. 20a GG:
  Der Staat schützt auch in Verantwortung für die künftigen Generationen die natürlichen Lebensgrundlagen und die Tiere im Rahmen der verfassungsmäßigen Ordnung durch die Gesetzgebung und nach Maßgabe von Gesetz und Recht durch die vollziehende Gewalt und die Rechtsprechung.

Die Bundesländer

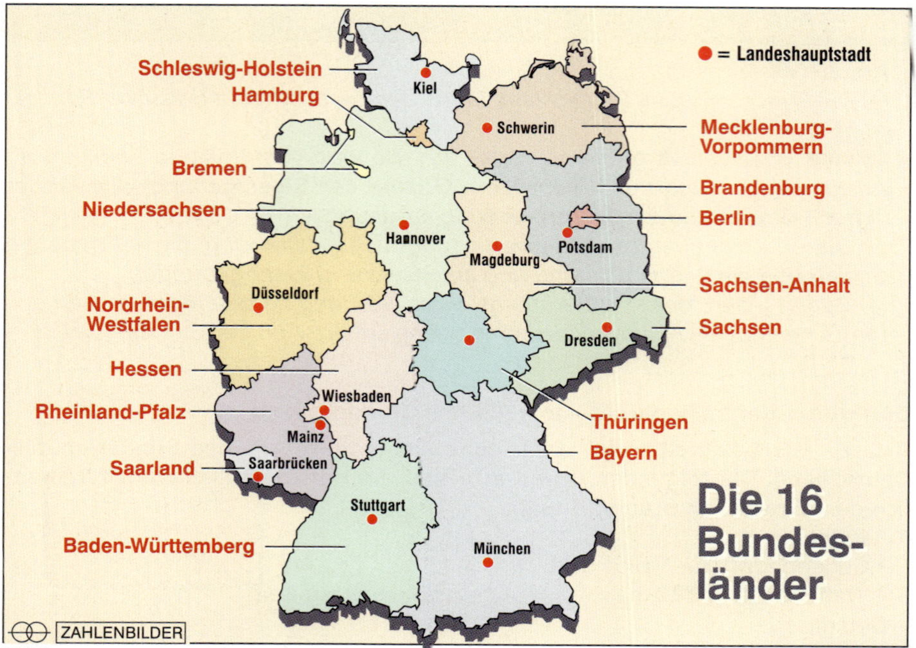

24 110

Notizen

4. Staatsaufbau und Verfassungsorgane

Rechtsgrundlage

– GG

Überblick

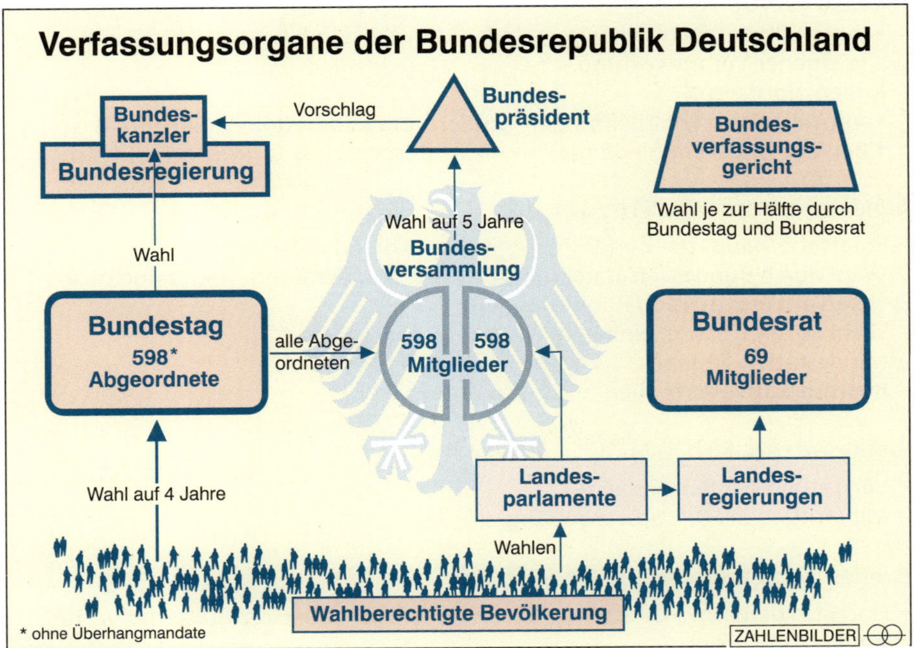

Der Deutsche Bundestag (Art. 38 ff.)

- Gesetzgebungsfunktion (Legislative)
  - Beratung und Beschluss von Gesetzen
- Wahlfunktion
  - Wahl des Bundeskanzlers mit absoluter Mehrheit
  - Als Teil (Hälfte) der Bundesversammlung Wahl des Bundespräsidenten
- Kontrollfunktion
  - Kontrolle der Bundesregierung, z. B. durch Anfragen, Ausschüsse, Beschluss des Haushaltes
- Öffentlichkeits- und Artikulationsfunktion
  - Ausdruck der Wünsche der Bevölkerung
  - Information der Bevölkerung, z. B. durch die Debatten

Der Bundesregierung (Art. 62 ff.)

- Kabinett: Bundeskanzler und Bundesminister (Exekutive)
- Berufung der Minister durch Bundeskanzler (unter Mitwirkung der Regierungsparteien) und Ernennung der Minister durch Bundespräsidenten
- Kanzlerprinzip
  - Bundeskanzler bestimmt die Richtlinien der Politik.
  - Bundeskanzler trägt dafür Verantwortung.
- Ressortprinzip
  - Innerhalb der Richtlinien leitet jeder Minister sein Ressort selbstständig und in eigener Verantwortung.
- Kollegialprinzip
  - Alle wichtigen Entscheidungen werden vom Kabinett kollegial gefällt.
  - Bei Meinungsverschiedenheiten Mehrheitsbeschluss

Bundespräsident (Art. 54 ff. GG)

- Staatsoberhaupt der Bundesrepublik Deutschland (Exekutive)
- Wahl durch Bundesversammlung (Abgeordnete des Bundestages und gleich viele Vertreter aus den Bundesländern)
- Wahl auf fünf Jahre, einmalige Wiederwahl möglich
- Mindestalter: 40 Jahre
- Repräsentative Aufgaben

Bundesrat (Art. 50 ff. GG)

- Vertretung der Bundesländer
- Mitwirkung bei der Gesetzgebung, s. S. 73

Bundesverfassungsgericht (Art. 92 ff. GG)

- Höchstes deutsches Gericht mit Sitz in Karlsruhe: „oberster Hüter der Verfassung" (Judikative)
- Wahl der Richter auf zwölf Jahre je zur Hälfte von Bundestag und Bundesrat mit Zweidrittelmehrheit
- Urteilt über Verfassungskonformität bzw. -widrigkeit von Gesetzen
- Entscheidet über Parteiverbote und Verfassungsbeschwerden von Bürgern

Inform@tionen

http://www.bundestag.de

http://www.bundesregierung.de

http://www.bundespraesident.de

http://www.bundesrat.de

http://www.bverfg.de

5. Gesetzgebung

Rechtsgrundlage

– Art. 70 ff. GG

Gesetzgebungsverfahren

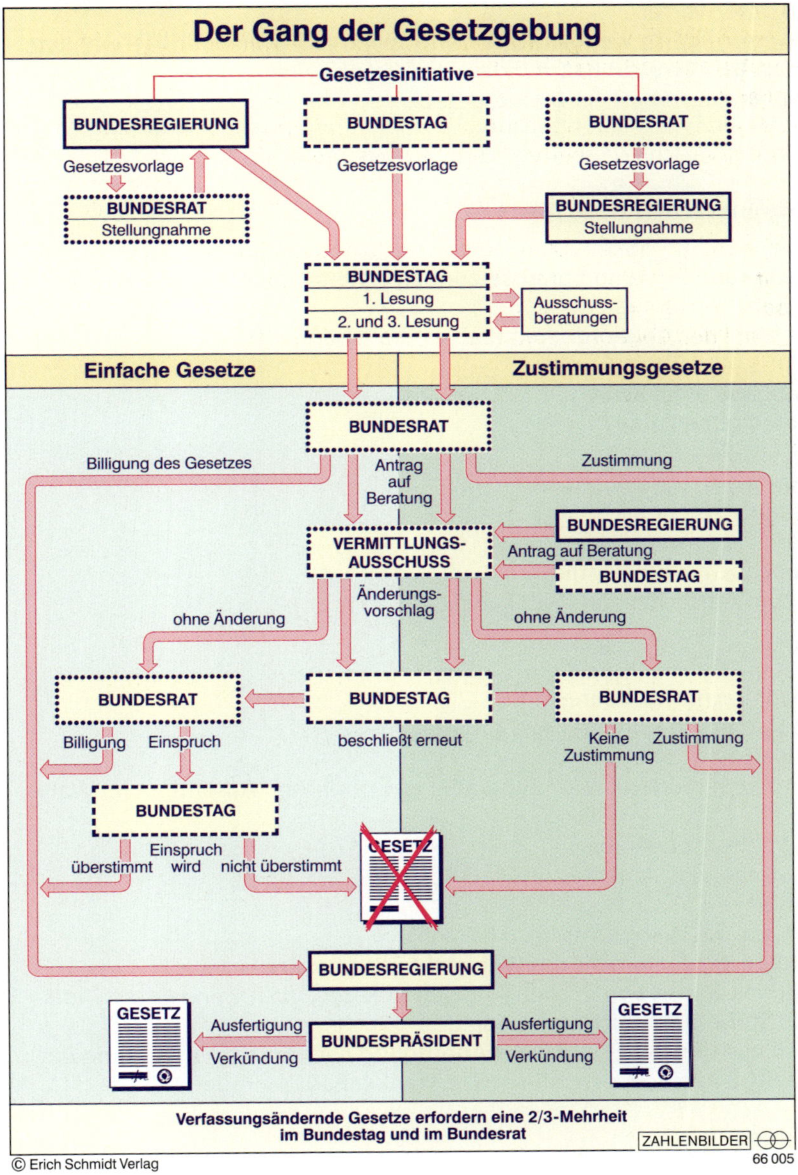

6. Wahlen

Rechtsgrundlage

- Art. 38 GG
  (1) Die Abgeordneten des Deutschen Bundestages werden in allgemeiner, unmittelbarer, freier, gleicher und geheimer Wahl gewählt. Sie sind Vertreter des ganzen Volkes, an Aufträge und Weisungen nicht gebunden und nur ihrem Gewissen unterworfen.
  (2) Wahlberechtigt ist, wer das achtzehnte Lebensjahr vollendet hat; wählbar ist, wer das Alter erreicht hat, mit dem die Volljährigkeit eintritt.
  (3) Das Nähere bestimmt ein Bundesgesetz.
- BWahlG

Wahlrechtsgrundsätze (Art. 38 Abs. 1 GG)

- Allgemein
  - Wahlrecht für alle, wenn Voraussetzungen erfüllt
- Unmittelbar
  - Direkte Wahl der Abgeordneten (keine „Wahlmänner")
- Frei
  - Stimmabgabe ohne Zwang
  - Wahlbeteiligung keine Pflicht
- Gleich
  - Jeder hat gleich viele Stimmen.
  - Jede Stimme zählt gleich.
- Geheim
  - Stimmabgabe nicht öffentlich
  - Pflicht zum Aufsuchen der Wahlkabine

Wahlrecht

- Aktives Wahlrecht (wahlberechtigt)
  - Alle Deutschen im Sinne des Art. 116 Abs. 1 GG
  - 18 Jahre alt
  - Seit mind. drei Monaten Wohnung oder gewöhnlichen Aufenthalt im Wahlgebiet
- Passives Wahlrecht (wählbar)
  - Alle Deutschen im Sinne des Art. 116 Abs. 1 GG
  - 18 Jahre alt
- Aberkennung des Wahlrechts (§ 13 BWahlG)
  - Wer infolge Richterspruchs das Wahlrecht nicht besitzt.
  - Personen mit Betreuung in allen Angelegenheiten, auch wenn Öffnen von Post und Sterilisation nicht erfasst sind.
  - Personen, die sich auf Grund einer Anordnung nach § 63 in Verbindung mit § 20 des StGB in einem psychiatrischen Krankenhaus befinden.

Bundestagswahl als personalisierte Verhältniswahl

- Zwei Stimmen, vgl. Stimmzettel
  - Erststimme: Wahl des Wahlkreisabgeordneten nach Mehrheitswahl
  - Zweitstimme: Wahl der Partei nach Verhältniswahl
- Zweitstimme entscheidend für die Zusammensetzung des Bundestages

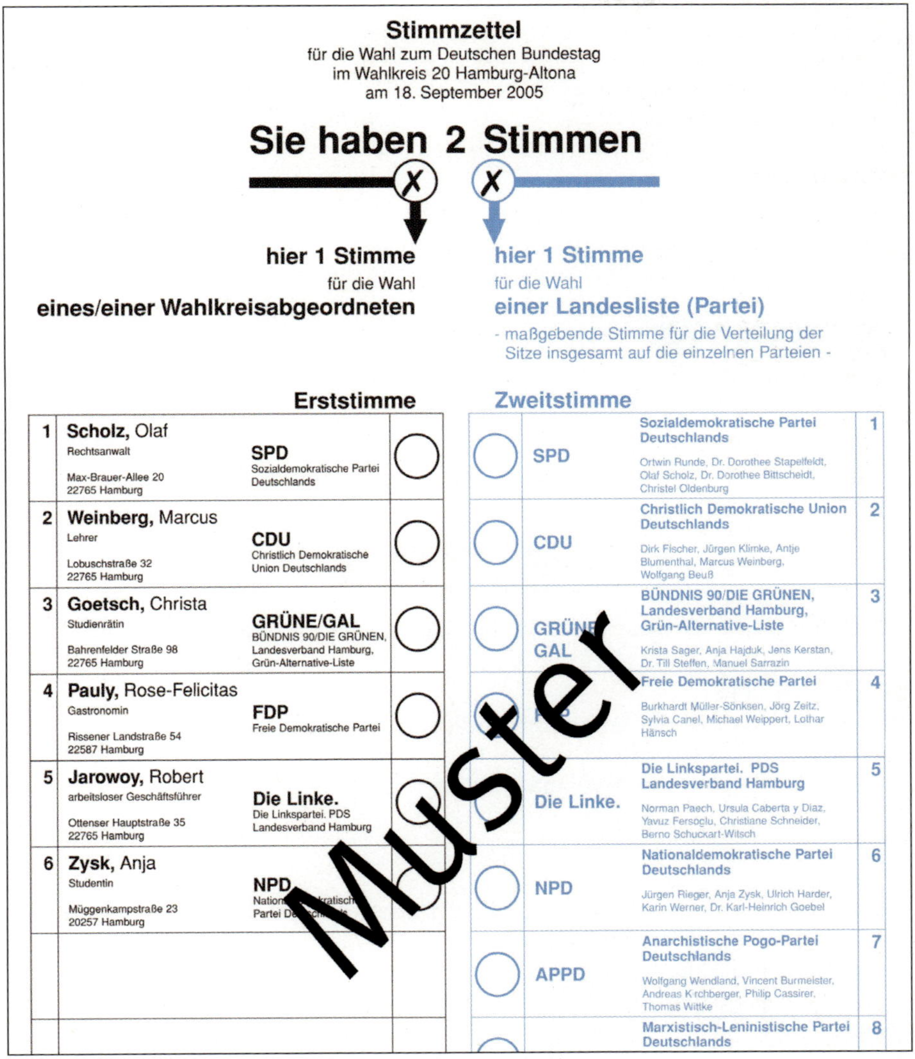

Stimmzettel
für die Wahl zum Deutschen Bundestag
im Wahlkreis 20 Hamburg-Altona
am 18. September 2005

Sie haben 2 Stimmen

hier 1 Stimme für die Wahl **eines/einer Wahlkreisabgeordneten**

hier 1 Stimme für die Wahl **einer Landesliste (Partei)**
- maßgebende Stimme für die Verteilung der Sitze insgesamt auf die einzelnen Parteien -

Erststimme

1	**Scholz,** Olaf Rechtsanwalt Max-Brauer-Allee 20 22765 Hamburg	**SPD** Sozialdemokratische Partei Deutschlands	○
2	**Weinberg,** Marcus Lehrer Lobuschstraße 32 22765 Hamburg	**CDU** Christlich Demokratische Union Deutschlands	○
3	**Goetsch,** Christa Studienrätin Bahrenfelder Straße 98 22765 Hamburg	**GRÜNE/GAL** BÜNDNIS 90/DIE GRÜNEN, Landesverband Hamburg, Grün-Alternative-Liste	○
4	**Pauly,** Rose-Felicitas Gastronomin Rissener Landstraße 54 22587 Hamburg	**FDP** Freie Demokratische Partei	○
5	**Jarowoy,** Robert arbeitsloser Geschäftsführer Ottenser Hauptstraße 35 22765 Hamburg	**Die Linke.** Die Linkspartei. PDS Landesverband Hamburg	○
6	**Zysk,** Anja Studentin Müggenkampstraße 23 20257 Hamburg	**NPD** Nation... Partei D...	○

Zweitstimme

○	**SPD**	**Sozialdemokratische Partei Deutschlands** Ortwin Runde, Dr. Dorothee Stapelfeldt, Olaf Scholz, Dr. Dorothee Bittscheidt, Christel Oldenburg	1
○	**CDU**	**Christlich Demokratische Union Deutschlands** Dirk Fischer, Jürgen Klimke, Antje Blumenthal, Marcus Weinberg, Wolfgang Beuß	2
○	**GRÜNE GAL**	**BÜNDNIS 90/DIE GRÜNEN, Landesverband Hamburg, Grün-Alternative-Liste** Krista Sager, Anja Hajduk, Jens Kerstan, Dr. Till Steffen, Manuel Sarrazin	3
○	**FDP**	**Freie Demokratische Partei** Burkhardt Müller-Sönksen, Jörg Zeitz, Sylvia Canel, Michael Weippert, Lothar Hänsch	4
○	**Die Linke.**	**Die Linkspartei. PDS Landesverband Hamburg** Norman Paech, Ursula Caberta y Diaz, Yavuz Fersoglu, Christiane Schneider, Berno Schuckart-Witsch	5
○	**NPD**	**Nationaldemokratische Partei Deutschlands** Jürgen Rieger, Anja Zysk, Ulrich Harder, Karin Werner, Dr. Karl-Heinrich Goebel	6
○	**APPD**	**Anarchistische Pogo-Partei Deutschlands** Wolfgang Wendland, Vincent Burmeister, Andreas Kirchberger, Philip Cassirer, Thomas Wittke	7
○		**Marxistisch-Leninistische Partei Deutschlands**	8

Muster

Inform@tionen

http://www.wahlrecht.de

1. Vorsorgevollmacht

Rechtsgrundlage

- §§ 164 ff. BGB
- §§ 662 ff. BGB
- § 1896 Abs. 2 Satz 2 BGB
- § 1901 a, § 1904, § 1906 BGB

Vorsorgevollmacht

- Willenserklärung, die einer anderen Person oder mehreren Personen die rechtsgeschäftliche Vertretung erlaubt (Vertretungsmacht durch Rechtsgeschäft)
- Bevollmächtigung für den Fall eigener Entscheidungs- und Handlungsunfähigkeit

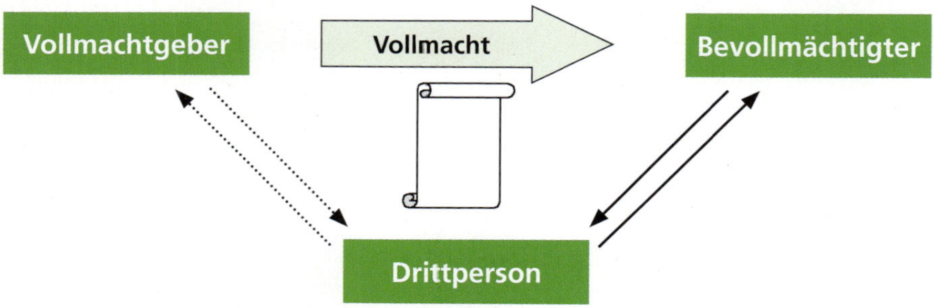

- Bestellung eines Betreuers entfällt (§ 1896 Abs. 2 Satz 2 BGB, § 1901 a BGB)

Voraussetzungen

- Geschäftsfähigkeit des Vollmachtgebers zum Zeitpunkt der Vollmachtserteilung
- Geschäftsfähigkeit des Bevollmächtigten

Form

- Formfrei
- Schriftform aus Beweisgründen und zur Klarheit empfehlenswert:
  - Eigenhändige vollständige Unterschrift
  - Datum (Empfehlung: alle zwei Jahre erneuern)
  - Beglaubigung der Unterschrift durch Betreuungsbehörde möglich und sinnvoll (10,00 EUR)

! Zusätzlich Konto-/Depotvollmacht der Bank/Sparkasse für Bankgeschäfte notwendig!

- Notarielle Beurkundung bei umfassender Betreuung im vermögensrechtlichen Bereich (An- und Verkauf von Immobilien, umfassende Bankgeschäfte)

Inhalt

- Generalvollmacht: umfassende Vertretung in allen Angelegenheiten
- Abstimmung auf individuelle Situation, persönliche Wünsche und Bedürfnisse, insbesondere
  - Vermögensangelegenheiten
  - Gesundheitsangelegenheiten
  - Wohnungsangelegenheiten und Aufenthaltsbestimmung
  - Vertretung gegenüber Behörden und Versicherungen
  - Post- und Fernmeldewesen
  - Vertretung vor Gericht
  - Erteilung von Untervollmachten
  - Betreuungsverfügung (falls eine rechtliche Betreuung erforderlich)
  - Unterbringung, freiheitsentziehende Maßnahmen
  - Einwilligung in schwerwiegende, sprich lebensgefährliche ärztliche Maßnahmen und Operationen

! Trotz Einwilligung des Bevollmächtigten muss das Vormundschaftsgericht eine Unterbringung, die Anwendung von unterbringungsähnlichen Maßnahmen sowie schwerwiegende ärztliche Eingriffe genehmigen. Nur in Eilfällen kann der Bevollmächtigte ohne Genehmigung des Gerichts entscheiden (§ 1904 BGB, § 1906 BGB).

Wirksamkeit

- Mit Vorlage des Originals der Vollmachtsurkunde
- Ggf. Erfüllung einer bestimmten Bedingung (z. B. ärztliches Attest über Handlungsunfähigkeit)
- Änderungen und Widerruf jederzeit möglich
- Möglich: Geltung über den Tod hinaus bis auf Widerruf der Erben

Aufbewahrung

- Registrierung beim Vorsorgeregister der Bundesnotarkammer in Berlin (http://www.vorsorgeregister.de)
- Bei den persönlichen Unterlagen, beim Bevollmächtigten
- Bei notarieller Beurkundung: Original beim Notar, Ausfertigung zu Hause

Inform@tionen

http://www.justiz.bayern.de

2. Betreuungsverfügung

Rechtsgrundlage

- § 1901a Satz 1 BGB
  Wer ein Schriftstück besitzt, in dem jemand für den Fall seiner Betreuung Vorschläge zur Auswahl des Betreuers oder Wünsche zur Wahrnehmung der Betreuung geäußert hat, hat es unverzüglich an das Vormundschaftsgericht abzuliefern, nachdem er von der Einleitung eines Verfahrens über die Bestellung eines Betreuers Kenntnis erlangt hat.

Ziele und Aufgaben

- Benennung einer Person oder mehreren Personen des Vertrauens für den Fall, dass das Vormundschaftsgericht einen Betreuer einsetzt.
- Wünsche und Anweisungen zur Gestaltung der Betreuung
- Für Vormundschaftsgericht und Betreuer grundsätzlich verbindlich, außer bei Zuwiderlaufen gegen das Wohl des Betreuten
- Kann mit Vorsorgevollmacht verbunden werden; sinnvoll für den Fall, dass trotz der Vollmacht eine Betreuerbestellung notwendig wird.

Form

- Schriftform
  - Eigenhändige vollständige Unterschrift
  - Datum (Empfehlung: alle zwei Jahre erneuern)

Inhalt

Auskunft über mögliche Fragen:
- Wer soll Betreuer sein, wer nicht?
- Soll ein Verfahrenspfleger eingeschaltet werden?
- Was geschieht mit der Wohnung?
- Wie soll die häusliche Pflege organisiert werden?
- Welcher Arzt soll die Therapie übernehmen?
- Welches Alten- und Pflegeheim kommt in Frage?
- Was geschieht mit dem Haustier?
- Wie viel Taschengeld soll zur Verfügung stehen?
- Welche Gewohnheiten und Bedürfnisse sollen unbedingt beibehalten werden?

Aufbewahrung

- Registrierung beim Vorsorgeregister der Bundesnotarkammer in Berlin (www.vorsorgeregister.de)
- Bei den persönlichen Unterlagen, ggf. beim Bevollmächtigten
- In einigen Bundesländern Möglichkeit der Verwahrung beim Amtsgericht

3. Patientenverfügung

Rechtsgrundlage

- BGH-Beschluss vom 17.03.2003 AZ XII ZB 2/03
  a) Ist ein Patient einwilligungsunfähig und hat sein Grundleiden einen irreversiblen tödlichen Verlauf angenommen, so müssen lebenserhaltende oder -verlängernde Maßnahmen unterbleiben, wenn dies seinem zuvor – etwa in Form einer sog. Patientenverfügung – geäußerten Willen entspricht. Dies folgt aus der Würde des Menschen, die es gebietet, sein in einwilligungsfähigem Zustand ausgeübtes Selbstbestimmungsrecht auch dann noch zu respektieren, wenn er zu eigenverantwortlichem Entscheiden nicht mehr in der Lage ist. …
  b) Ist für einen Patienten ein Betreuer bestellt, so hat dieser dem Patientenwillen gegenüber Arzt und Pflegepersonal in eigener rechtlicher Verantwortung und nach Maßgabe des § 1901 BGB Ausdruck und Geltung zu verschaffen. Seine Einwilligung in eine ärztlicherseits angebotene lebenserhaltende oder -verlängernde Behandlung kann der Betreuer jedoch nur mit Zustimmung des Vormundschaftsgerichts wirksam verweigern.
- Empfehlungen der Bundesärztekammer und der Zentralen Ethikkommission bei der Bundesärztekammer vom 30.03.2007
  Der in einer Patientenverfügung geäußerte Wille des Patienten ist grundsätzlich verbindlich, deshalb dürfen sich Ärzte nicht über die in einer Patientenverfügung enthaltenen Willensäußerungen hinwegsetzen.

Ziele und Aufgaben

- Willensäußerung eigener Wünsche in bezug auf medizinische Behandlung und Pflege bei schwerster Erkrankung, insbesondere in der letzten Lebensphase
- Handlungsanweisung für Ärzte und Pflegepersonal im Falle einer Einwilligungsunfähigkeit
- Kann mit Vorsorgevollmacht verbunden werden

Form

- Formfrei
- Schriftform zur Klarheit empfehlenswert
  - Eigenhändige vollständige Unterschrift
  - Datum (Empfehlung: alle zwei Jahre erneuern)

Inhalt

- Art und Umfang der Behandlung
- Ausschluss bzw. Regelung bestimmter Behandlungsformen, wie z. B. Künstliche Ernährung, Beatmung, Dialyse, Organersatz, Wiederbelebung, Verabreichung von Medikamenten (Antibiotika, Psychopharmaka, Zytostatika), Schmerzbehandlung, alternative Behandlungsmaßnahmen

Aufbewahrung

- Registrierung beim Vorsorgeregister der Bundesnotarkammer in Berlin (http://www.vorsorgeregister.de)
- Bei den persönlichen Unterlagen, ggf. beim Bevollmächtigten
- Hinterlegung bei verschiedenen Organisationen (z. B. DRK Mainz, Deutsche Hospiz-Stiftung Dortmund, Humanistischer Verband Deutschlands Berlin)
- Hinweiskarte über Hinterlegung bzw. Notfallpass

Gesetzentwürfe

- Ein Gesetz zur Patientenverfügung gibt es derzeit noch nicht.
- Aktuelle Gesetzentwürfe im Deutschen Bundestag:
  - Gesetzentwurf Stünker
  - Gesetzentwurf Bosbach
  - Gesetzentwurf Zöller/Faust

Inform@tionen

Vorlagen für Patientenverfügungen:
- Ärztekammern: http://www.baek.de
- Justizministerium: z. B. http://www.bmj.bund.de, http://www.justiz.bayern.de
- Kirchen: http://www.ekd.de, http://www.katholische-kirche.de
- Zentrum für medizinische Ethik: http://www.medizinethik.de/verfuegungen.htm, http://www.patientenverfuegung.de

Notizen

4. Rechtliche Betreuung

Rechtsgrundlage

- §§ 1896 ff. BGB

Mit dem Betreuungsgesetz von 1992 ist die rechtliche Betreuung an die Stelle der früheren Vormundschaft über Volljährige getreten. Es gibt damit keine Entmündigung mehr. So wird dem Grundsatz der Selbstbestimmung nach Art. 2 Abs. 1 GG Rechnung getragen.

! Leitgedanke:
So viel Selbstbestimmung wie möglich – so wenig Entrechtung wie nötig!

Voraussetzungen

- § 1896 BGB
  (1) Kann ein Volljähriger auf Grund einer psychischen Krankheit oder einer körperlichen, geistigen oder seelischen Behinderung seine Angelegenheiten ganz oder teilweise nicht besorgen, so bestellt das Vormundschaftsgericht auf seinen Antrag oder von Amts wegen für ihn einen Betreuer. Den Antrag kann auch ein Geschäftsunfähiger stellen. Soweit der Volljährige auf Grund einer körperlichen Behinderung seine Angelegenheiten nicht besorgen kann, darf der Betreuer nur auf Antrag des Volljährigen bestellt werden, es sei denn, dass dieser seinen Willen nicht kundtun kann.
  (1a) Gegen den freien Willen des Volljährigen darf ein Betreuer nicht bestellt werden.
  (2) Ein Betreuer darf nur für Aufgabenkreise bestellt werden, in denen die Betreuung erforderlich ist. Die Betreuung ist nicht erforderlich, soweit die Angelegenheiten des Volljährigen durch einen Bevollmächtigten, der nicht zu den in § 1897 Abs. 3 bezeichneten Personen gehört, oder durch andere Hilfen, bei denen kein gesetzlicher Vertreter bestellt wird, ebenso gut wie durch einen Betreuer besorgt werden können.
  (3) Als Aufgabenkreis kann auch die Geltendmachung von Rechten des Betreuten gegenüber seinem Bevollmächtigten bestimmt werden.
  (4) Die Entscheidung über den Fernmeldeverkehr des Betreuten und über die Entgegennahme, das Öffnen und das Anhalten seiner Post werden vom Aufgabenkreis des Betreuers nur dann erfasst, wenn das Gericht dies ausdrücklich angeordnet hat.
- **Gründe:**
  - Psychische Krankheit, körperliche, geistige oder seelische Behinderung
  - Bei körperlicher Behinderung nur auf Antrag des Betroffenen (Ausnahme: nicht einwilligungsfähig)
- **Fürsorgebedürfnis:**
  - Betroffener kann seine Angelegenheiten ganz oder teilweise nicht mehr besorgen.

- **Erforderlichkeitsgrundsatz:**
  - Notwendigkeit und Nachrangigkeit einer Betreuung
  - Umfang der Aufgabenkreise des Betreuers
  - Auswirkungen und rechtliche Folgen der Betreuung
  - Dauer der Betreuung

Notwendigkeit und Nachrangigkeit der Betreuung

- Subsidiarität der rechtlichen Betreuung
  - Wenn andere Hilfsangebote und andere Hilfen (z. B. durch Familienangehörige, Nachbarschaft, soziale Dienste) nicht ausreichend sind
  - Wenn keine Vorsorgevollmacht mit Bevollmächtigtem vorhanden ist

Umfang der Betreuung

- Notwendige Aufgabenkreise des Betreuers

Vermögenssorge

z. B.
- Vertragsabschluss
- Vermögensverwaltung und Geldanlage
- Renten

Aufenthaltsbestimmung und Wohnung

z. B.
- Umzug in ein Alten- und Pflegeheim
- Miet- und Pachtverträge

Gesundheitsfürsorge

z. B.
- Einwilligung in Heilbehandlung
- Pflegemaßnahmen
- Medikamenteneinnahme

Post und Fernmeldeverkehr

Die Kontrolle und das Öffnen der Post muss das Gericht ausdrücklich als Aufgabenkreis anordnen!

- Auch für andere Maßnahmen ist eine **ausdrückliche Genehmigung des Vormundschaftsgerichts** notwendig:
  - Ärztliche Maßnahmen (z. B. schwierige Operationen) mit der Gefahr, dass der Betreute stirbt oder einen schweren und länger dauernden Schaden erleidet. (§ 1904 BGB)
  - Unterbringung und unterbringungsähnliche (freiheitsentziehende) Maßnahmen (§ 1906 BGB)
  - Kündigung eines Mietverhältnisses und Wohnungsauflösung (§ 1907 BGB)
  - Miet- oder Pachtvertrag bei einem Vertragsverhältnis von mehr als vier Jahren (§ 1907 BGB)
  - Immobiliengeschäfte
  - Kreditgeschäfte
  - Sterilisation (§ 1905 BGB)

Rechtsfolgen für den Betroffenen

- Bleibt grundsätzlich geschäftsfähig
- Beschränkte Geschäftsfähigkeit bei Anordnung eines Einwilligungsvorbehaltes durch das Vormundschaftsgericht: Einwilligung des Betreuers in den bestimmten Aufgabenkreisen notwendig (§ 1903 BGB)
- Bleibt verfahrensfähig in Betreuungsangelegenheiten (§ 66 FGG)
- Bleibt grundsätzlich ehefähig
- Bleibt grundsätzlich testierfähig
- Verliert das Wahlrecht, wenn die Betreuung in allen Angelegenheiten, also in den drei klassischen Aufgabenkreisen, angeordnet wird (§ 69l FGG).

Dauer

- Erweiterung des Aufgabenkreises, wenn dies erforderlich ist (§ 1908 d BGB)
- Beendigung auf Antrag des Betroffenen (§ 1908d BGB), wenn dieser selbst die Betreuung beantragt hatte
- Beendigung, wenn die Gründe und Voraussetzung der Betreuung wegfallen (§ 1908 d BGB)
- Beendigung mit dem Tod des Betreuten
- Überprüfung der Betreuung nach maximal 7 Jahren und ggf. neue Entscheidung des Gerichts

Inform@tionen

Publikationen und Downloads: http://www.bmj.bund.de

Publikationen und Downloads unter den Internetportalen der Justizministerien der Bundesländer, z. B. http://www.justiz.bayern.de

http://betreuungsrecht.wikia.com

5. Verfahren zur Einrichtung einer rechtlichen Betreuung

Rechtsgrundlage

– §§ 65 ff. FGG

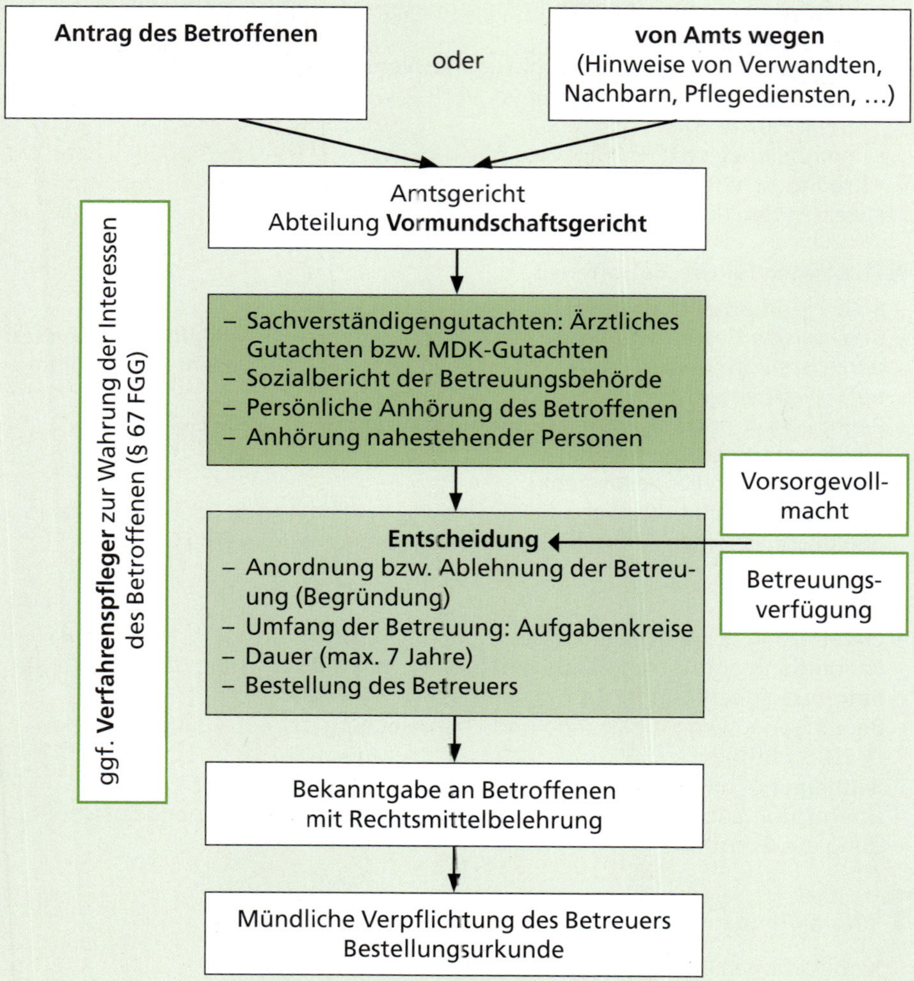

Rechtsmittel

- Formlose (unbefristete) Beschwerde des Betroffenen (§ 20 FGG)
- Bei Einwilligungsvorbehalt: Sofortige Beschwerde innerhalb von zwei Wochen (§ 69 g FGG)
- Über die Beschwerde entscheidet das Landgericht.

Kosten des Verfahrens

- Gerichtskosten (Gebühren, Auslagen, insbesondere Dokumentenpauschale und Sachverständigenauslagen), wenn das Vermögen des Betreuten nach Abzug der Verbindlichkeiten größer als 25 000,00 EUR
- Jahresgebühr vom 25 000,00 EUR übersteigenden Vermögen: 5,00 EUR für jede angefangenen 5 000,00 EUR, mindestens aber 50,00 EUR
- Wenn Vermögenssorge kein Aufgabenkreis: Jahresgebühr von 200,00 EUR, jedoch nicht mehr als die theoretische Gebühr nach dem Vermögen

! Wenn zum Wohle des Betroffenen sofortiges Handeln erforderlich ist, kann das Gericht von Amts wegen im Rahmen einer **einstweiligen Anordnung** einen **vorläufigen Betreuer** bestellen (§ 69f FGG). Die einstweilige Anordnung darf die Dauer von sechs Monaten nicht überschreiten.

Notizen

6. Aufgaben, Rechte und Pflichten des Betreuers

Rechtsgrundlage

– §§ 1896 ff. BGB

Betreuerauswahl

– Geeignete Person (§ 1897 Abs. 1 BGB)
– Vorschläge des Betroffenen (§ 1898 Abs. 2 BGB), ggf. auch aufgrund einer Betreuungsverfügung (§ 1901a BGB)
– Bei der Auswahl ist auf die verwandtschaftlichen und persönlichen Bindungen (zu Eltern, Kindern, zum Ehegatten oder Lebenspartner) zu achten.
– Wenn keine Vorschläge vorliegen, Vorschläge der Betreuungsbehörde (§ 1897 Abs. 7 BGB)
– Vorrang von natürlicher vor juristischer Person
– Vorrang von ehrenamtlicher vor beruflicher Betreuung
– Zum Betreuer bestellt werden können (in der Reihenfolge):
  • eine natürliche Person als ehrenamtlicher Einzelbetreuer (§ 1897 Abs. 1 BGB)
  • Vereinsbetreuer (§ 1897 Abs. 2 BGB), d. h. Mitarbeiter eines Betreuungsvereins
  • Behördenbetreuer (§ 1897 Abs. 2 BGB), d. h. Mitarbeiter der Betreuungsbehörde
  • Berufsbetreuer (§ 1897 Abs. 6 BGB), wenn keine andere Person zur Verfügung steht
  • Betreuungsverein oder Betreuungsbehörde (§ 1900 BGB) als juristische Person, wenn eine Betreuung durch eine natürliche Person nicht möglich ist
– Mehrere Betreuer, wenn die Angelegenheiten des Betreuten so besser besorgt werden können (§ 1899 BGB)
– Ausgewählte Person ist zwar zur Übernahme der Betreuung verpflichtet; Bestellung aber nur, wenn Bereitschaft erklärt wird (§ 1898 BGB)

Aufgaben des Betreuers

– Gesetzliche Vertretung des Betreuten (§ 1902 BGB)
– Gerichtliche und außergerichtliche Vertretung
– Vertretungsbefugnis und Tätigkeiten nach den Aufgabenkreisen

Umfang und Pflichten des Betreuers (§ 1901 BGB)

– Persönliche Betreuung, d. h. persönlicher Kontakt zwischen Betreuer und Betreutem
– Betreuung zum Wohl des Betreuten
– Wünsche des Betreuten sind zu berücksichtigen (auch Wünsche aus Betreuungsverfügung, § 1901a BGB), soweit dies dessen Wohl nicht zuwiderläuft: Wohl und Wille in Deckung bringen.
– Erörterungspflicht: Der Betreuer hat sich insbesondere in wichtigen Angelegenheiten mit dem Betreuten zu besprechen.
– Notwendige Änderungen im Umfang der Betreuung (Erforderlichkeitsgrundsatz) oder mögliche Aufhebung der Betreuung sind dem Gericht mitzuteilen.

Sonstige Pflichten

- Bei Betreuung im Aufgabenkreis Vermögenssorge Anlegung eines Vermögensverzeichnisses zu Beginn der Betreuung notwendig (Formular)
- Betreuungsvermögen ist wirtschaftlich zu verwalten.
- Jährliche Berichtspflicht und Rechnungslegung über die Tätigkeit des Betreuers sowie über die persönlichen Verhältnisse des Betreuten (zumeist Formblatt)
- Eltern, Ehegatte, Lebenspartner oder Abkömmling sind grundsätzlich von der jährlichen Rechnungslegung befreit; eine Bestandsaufstellung des Vermögens ist alle zwei Jahre beim Gericht einzureichen.

! Bei wichtigen Entscheidungen und Fragen sollte sich der Betreuer an den Rechtspfleger des Vormundschaftsgerichts wenden!

Rechte des Betreuers

- Ersatz von Aufwendungen:
  - entweder Abrechnung einzelner Aufwendungen
  - oder pauschale Aufwandsentschädigung von jährlich 323,00 EUR
- Vergütung der Berufsbetreuer je nach Qualifikation nach dem Vermünder- und Betreuervergütungsgesetz (VBVG)
- Aufwendungen und Vergütung sind vom Betreuten zu leisten oder bei Mittellosigkeit durch die Staatskasse.
- Haftpflichtversicherung (wird vielfach durch das Vormundschaftsgericht geregelt) zur Absicherung zivilrechtlicher Haftung des Betreuers

! Für vorsätzlich oder grob fahrlässig verursachte Schäden beim Betreuten durch Verletzung der Pflichten haftet der Betreuer! (§ 1833 BGB)

- Hilfe durch Vormundschaftsgericht (Rechtspfleger), Betreuungsbehörde und Betreuungsvereine

Unterbringung und freiheitsentziehende Maßnahmen

1. Unterbringung

Rechtsgrundlage

- Art. 2 GG (Freiheit der Person) und Art. 104 GG (Freiheitsentziehung)
- §§ 1906 Abs. 2 und 4 BGB
- Landespsychiatriegesetze (PsychKG) bzw. Unterbringungsgesetze (UBG)
- §§ 70 ff FGG
- § 239 StGB (Freiheitsberaubung)

Ziele und Aufgaben

- Einweisung zur Heilbehandlung in einem Psychiatrischen Krankenhaus
- Maßnahmen, die für den Betroffenen mit **Freiheitsentziehung** verbunden sind
- **Freiheitsentziehung** liegt vor, wenn
  - die Bewegung des Betroffenen auf einen bestimmten Raum beschränkt ist,
  - der Aufenthalt des Betroffenen überwacht wird,
  - die Kontaktaufnahme mit anderen Personen außerhalb des Raumes durch Sicherungsmaßnahmen verhindert wird.
- Beispiele von Freiheitsentziehung:
  - Einweisung in eine geschlossene stationäre Einrichtung (Psychiatrisches Krankenhaus)
  - Festhalten innerhalb einer Heimanlage (abgeschlossenes Gebäude)
  - Festhalten innerhalb eines Hauses (geschlossenes Haus)
  - Einschließen innerhalb eines Gebäudeteils (geschlossener Wohnbereich)
  - Einschließen in einem Zimmer

Zulässigkeit von Freiheitsentziehung

- Einwilligung des einsichtsfähigen Betroffenen
- Durch Betreuer bzw. Bevollmächtigten mit Genehmigung des Vormundschaftsgerichts, § 1906 BGB
- Unterbringung nach PsychKG bzw. UBG
- Notwehr/Nothilfe, § 32 StGB, § 227 BGB
- Rechtfertigender Notstand, § 34 StGB

Unterbringungsarten

- Familienrechtliche/Zivilrechtliche Unterbringung nach § 1906 BGB **zum Wohle des Betroffenen**, wenn
  - Suizidgefahr oder Gefahr erheblicher gesundheitlicher Schäden
  - Heilbehandlung (nicht bei Gefährdung Dritter) erforderlich
- Öffentlich-rechtliche Unterbringung nach PsychKG bzw. UBG **zum Schutz der öffentlichen Sicherheit**, wenn
  - **andere** (Dritte, Allgemeinheit) gefährdet sind
  - Suizidgefahr oder Gefahr erheblicher gesundheitlicher Schäden

Unterbringungsverfahren

- §§ 70 ff FGG sowohl für Unterbringung nach § 1906 BGB als auch nach PsychKG bzw. UBG
- Zuständig: Vormundschaftsgericht

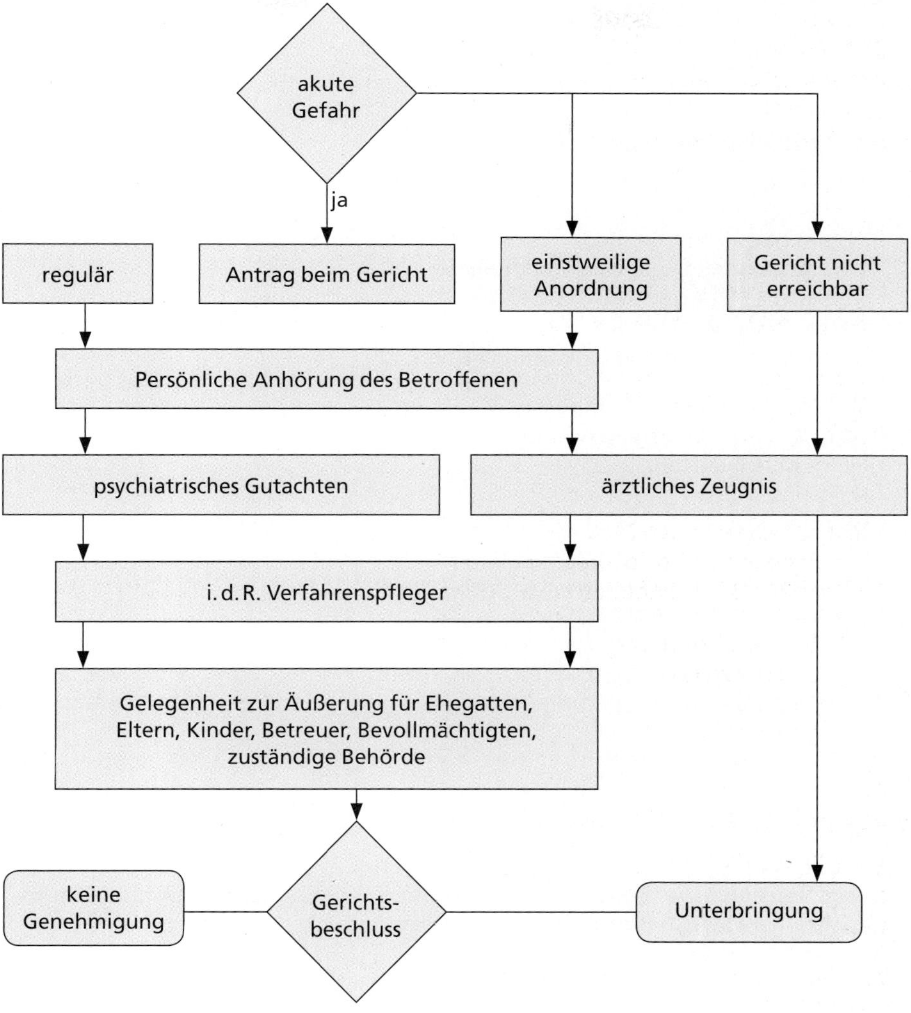

Überprüfung der Unterbringung

- Regulär: nach einem Jahr, ausnahmsweise nach zwei Jahren
- Einstweilige Anordnung: nach sechs Wochen (Verlängerung nach Gutachten bis drei Monate)
- Gericht nicht erreichbar: schnellstmöglich

2. Freiheitsentziehende Maßnahmen

Rechtsgrundlage

- Art. 2 GG (Freiheit der Person) und Art. 104 GG (Freiheitsentziehung)
- §§ 1906 Abs. 2 und 4 BGB
- §§ 70 ff FGG
- § 239 StGB (Freiheitsberaubung)

Freiheitsentziehende Maßnahmen

- Unterbringungsähnliche Maßnahmen bei Betreuten in einer Einrichtung ohne Unterbringung, z. B. in einem Altenpflegeheim oder einem Krankenhaus (gilt nicht im häuslichen Bereich)
  - **Einschränkung der Bewegungsfreiheit**
    Bettgitter, Fixiergurt, Festbinden von Armen und Beinen, Therapietisch, arretierter Rollstuhl, Trickschlösser, Einsperren, Entzug von Gehhilfen, Kleidung und Schuhen, elektronische Maßnahmen

    ! Keine freiheitsentziehende Maßnahme, wenn der Betroffene unfähig ist, gewillkürte Bewegungen durchzuführen, z. B. Patienten mit apallischem Syndrom.

  - **Ruhigstellung durch Medikamente mit dem Ziel, Betroffene am Verlassen des Bettes oder der Einrichtung zu hindern**
    Neuroleptika, Psychopharmaka, Schlafmittel

    ! Bei Verabreichung von Medikamenten zu heilenden und therapeutischen Zwecken liegt keine freiheitsentziehende Maßnahme vor, auch wenn als Nebenwirkungen der Bewegungsdrang des Betroffenen eingeschränkt wird.

Zulässigkeit von Freiheitsentziehung

- Einwilligung des einsichtsfähigen Betroffenen
- Durch Betreuer bzw. Bevollmächtigten mit Genehmigung des Vormundschaftsgerichts, § 1906 BGB (Verfahren vgl. Unterbringung)
- Notwehr/Nothilfe, § 32 StGB, § 227 BGB
- Rechtfertigender Notstand, § 34 StGB

! Bei Notwehr/Nothilfe und rechtfertigendem Notstand gilt:
- nicht über einen längeren Zeitraum (höchstens bis zum Ende des nächsten Tages)
- nicht regelmäßig, z. B. immer nachts

Verfahren

- vgl. Unterbringung
- nur ärztliches Attest nötig

Dokumentation

- Lückenlose Dokumentation über Grund, Beginn, Unterbrechung, Ende, Art und Umfang
- Geprüfte und erprobte Alternativen
- Kontinuierliche Überprüfung auf Notwendigkeit der Maßnahme
- Einwilligungserklärung, Zustimmung des Bevollmächtigten bzw. Betreuers, richterliche Genehmigung

Alternativen zu freiheitsentziehenden Maßnahmen

- Grundsatz der Verhältnismäßigkeit beachten
- Bewohnerorientierte Tagesstrukturierung, Anpassung der technischen Hilfsmittel, Hüftschutzhose, Sturzhelm, Abendwanderung, Nachtcafé, geteiltes Bettgitter, Sensormatte, basale Stimulation, Musiktherapie, …

Inform@tionen

Checklisten für die Vermeidung von freiheitsentziehenden Maßnahmen:
http://www.stmas.bayern.de/pflege/pflegeausschuss/fem-leitfaden.pdf

http://www.arbeitsministerium.bayern.de/pflege/dokumentation/ftfm-boehm.pdf

Notizen

1. Heimgesetz

Rechtsgrundlage

- HeimG

Das Heimrecht befindet sich in einem Umbruch. Die Länder haben im Rahmen der Föderalismusreform von 2006 die Zuständigkeit für die Gesetzgebung im Heimrecht übertragen bekommen. Bis Landesgesetze verabschiedet sind, gilt noch das (Bundes-)Heimgesetz (HeimG).

Ziele und Aufgaben

Anwendungsbereich (§ 1 HeimG)

- Heime
  - ältere Menschen oder Pflegebedürftige oder behinderte Volljährige
  - gegen Entgelt
  - Wohnraum, Betreuung und Verpflegung
- Tages-, Nacht- oder Kurzzeitpflege und stationäre Hospize (nicht in allen Teilen des HeimG)
- nicht Krankenhäuser, Internate der Berufsbildungs- und Berufsförderungswerke
- Rehaeinrichtungen (nur wenn Bedingungen wie in Heimen)

Zweck (§ 2 HeimG)

- Schutz der **Würde** sowie der **Interessen** und **Bedürfnisse** der Bewohnerinnen und Bewohner
- Wahrung und Förderung der **Selbstständigkeit**, **Selbstbestimmung** und der **Selbstverantwortung** der Bewohnerinnen und Bewohner
- Sicherung der **Pflichten des Heimträgers**
- Sicherung der **Mitwirkung** der Bewohnerinnen und Bewohner
- **Qualitätssicherung** des Wohnens und der Betreuung
- Förderung der **Beratung** in Heimangelegenheiten
- Förderung der **Zusammenarbeit** der zuständigen Behörden mit Trägern, deren Verbänden, Pflegekassen, MDK sowie Trägern der Sozialhilfe

Detailbestimmungen in Rechtsverordnungen

- § 3 HeimG: Mindestanforderungen in räumlicher und personeller Sicht ***(Heimmindestbauverordnung, Heimpersonalverordnung)***
- § 10 HeimG: Mitwirkung der Bewohnerinnen und Bewohner ***(Heimmitwirkungsverordnung)***
- § 13 HeimG: Aufzeichnungs- und Aufbewahrungspflicht der Heime ***(Pflege-Buchführungsverordnung)***
- § 14 HeimG: Entgegennahme und Verwendung von Leistungen ***(Heimsicherungsverordnung)***

Inform@tionen

http://www.bmfsfj.de

Gute Übersicht über die Gesetzgebungsverfahren der Länder:
http://bagfw-qualitaet.de/?id=104002000073&cid=104002002340
http://www.biva.de/index.php?id=639

Übersicht zu den Gesetzgebungsverfahren der Länder zum Heimrecht (Stand: 03/2009)

Bundesland	Ministerien der Länder – Links
Baden-Württemberg **01.07.08:** Landesheimgesetz (LHeimG) tritt in Kraft.	Ministerium für Arbeit und Soziales Baden-Württemberg www.sozialministerium-bw.de
Bayern **01.08.08:** Das neue Pflege- und Wohnqualitätsgesetz tritt in Kraft.	Bayerisches Staatsministerium für Arbeit und Sozialordnung, Familie und Frauen www.stmas.bayern.de/pflege/pflegeqg.pdf www.arbeitsministerium.bayern.de/pflege/pflegeqg-praes.pdf www.stmas.bayern.de
Berlin **16.05.08:** Referentenentwurf für Wohnteilhabegesetz (WtG) liegt vor.	Senatsverwaltung für Integration, Arbeit und Soziales www.berlin.de/sen/ias/index.html
Brandenburg **13.11.08:** Referentenentwurf liegt vor.	Ministerium für Arbeit, Soziales, Gesundheit und Familie www.masgf.brandenburg.de
Bremen Zur Zeit liegt noch kein Entwurf vor.	Die Senatorin für Arbeit, Frauen, Gesundheit, Jugend und Soziales Bremen www.soziales.bremen.de
Hamburg Bis Ende des Jahres soll ein Referentenentwurf vorgelegt werden.	Behörde für Soziales, Familie, Gesundheit und Verbraucherschutz www.bsg.hamburg.de
Hessen Bisher keine Eigeninitiative zur Gestaltung eines neuen Heimrechts.	Hessisches Sozialministerium www.sozialministerium.hessen.de
Mecklenburg-Vorpommern Gesetzentwurf geplant.	Ministerium für Soziales und Gesundheit Mecklenburg-Vorpommern www.sozial-mv.de

Bundesland	Ministerien der Länder – Links
Niedersachsen Heimgesetznovelle geplant.	Niedersächsisches Ministerium für Soziales, Frauen, Familie und Gesundheit www.ms.niedersachsen.de
Nordrhein-Westfalen **01.01.09:** Wohn- und Teilhabegesetz tritt in Kraft	Ministerium für Arbeit, Gesundheit und Soziales des Landes Nordrhein-Westfalen www.mags.nrw.de
Rheinland-Pfalz Ein neues Landesgesetz soll bis 2010 verabschiedet werden.	Ministerium für Arbeit, Soziales, Gesundheit, Familie und Frauen Rheinland-Pfalz www.masfg.rlp.de
Saarland **20.10.08:** Entwurf Landesheimgesetz Saarland	Ministerium für Justiz, Arbeit, Gesundheit und Soziales www.saarland.de
Sachsen Der Entwurf eines Landes-Heimgesetzes liegt noch nicht vor.	Staatsministerium für Soziales Sachsen www.sachsen.de
Sachsen-Anhalt Der Entwurf eines Landes-Heimgesetzes liegt noch nicht vor.	Ministerium für Gesundheit und Soziales Sachsen-Anhalt www.sachsen-anhalt.de
Schleswig-Holstein Pflegegesetzbuch Schleswig-Holstein ist in Bearbeitung.	Ministerium für Soziales, Gesundheit, Familie, Jugend und Senioren Schleswig-Holstein www.schleswig-holstein.de
Thüringen Der Entwurf eines Landes-Heimgesetzes liegt noch nicht vor..	Ministerium für Soziales, Familie und Gesundheit www.thueringen.de/de/tmsfg/

Tabelle in Anlehnung an die Zusammenstellung der Bundesarbeitsgemeinschaft der Freien Wohlfahrtspflege
Quelle: http://bagfw-qualitaet.de/?id=104002000073&cid=104002002340, Zugriff am 02.03.2009

2. Heimmindestbauverordnung

Mit den neuen Landesgesetzen zum Heimrecht werden auch die Rechtsverordnungen geändert; zumeist sind für die Bewohnerinnen und Bewohner qualitative Verbesserungen vorgesehen (siehe z. B. Durchführungsverordnung WTG des Landes Nordrhein-Westfalen, S. 96)

Rechtsgrundlage

- HeimMinBauV
  (gültig für Heime mit mindestens sechs Heimbewohnern)

Ausstattung und bauliche Mindestanforderungen im Überblick

- Wohn- und Pflegeplätze
  - Von allgemein zugänglichem Flur erreichbar
  - Türbreite ermöglicht Transport von bettlägerigen Bewohnern
  - Zimmer mit einer Mindestgröße von 12 m^2 für eine Person, 18 m^2 für zwei Personen (6 m^2 für jede weitere Person)
  - Höchstens Zwei-Bett-Zimmer, Ausnahmen nur nach Genehmigung durch Heimaufsicht (höchstens Vier-Bett-Zimmer)
  - Einzel- und Doppelzimmer mit einem Waschtisch mit Warm- und Kaltwasseranschluss
- Treppen und Flure
  - Gebäudeeingang ohne Stufen
  - Handläufe auf beiden Seiten
  - Keine Stufen oder mit geeigneter Rampe
  - Transport von bettlägerigen Bewohnern möglich
- Aufzüge
  - Bei mehrgeschossigen Gebäuden
- Fußböden
  - rutschfest
- Beleuchtung
  - Beleuchtung des Gebäudezugangs
  - Lichtschalter leicht erreichbar und bedienbar
  - Nachtbeleuchtung in Treppenhäusern und Fluren
  - Anschlüsse für Leselampen in Wohn-, Schlaf- und Gemeinschaftsräumen, in Schlafräumen an jedem Bett
- Heizung
  - angemessene Temperatur
- Rufanlage
  - Von jedem Bett aus bedienbar
- Fernsprecher
  - In jedem Gebäude mindestens ein (mithörsicherer) Fernsprecher für mobile Bewohner

- Sanitäre Anlagen
  - Für jeweils bis zu acht Bewohner im gleichen Geschoss mindestens eine Toilette
  - Für jeweils bis zu 20 Bewohner im gleichen Geschoss mindestens eine Badewanne oder eine Dusche
  - Badewannen und Duschen in Gemeinschaftsanlagen mit Sichtschutz
  - Bei Badewannen sicheres Ein- und Aussteigen
  - Badewannen, Duschen und Toiletten mit Haltegriffen
  - Für Rollstuhlfahrer geeignete sanitäre Anlagen in ausreichender Zahl
- Sonstige Räume
  - Wirtschaftsräume, Kochgelegenheiten in erforderlicher Zahl und Größe
  - Abstellraum für Sachen der Bewohner
  - Gemeinschaftsraum von mindestens 20 m^2, bei mehr als 20 Bewohnern von 1 m^2 je Bewohner
  - Gymnastik- und Therapieräume (Gemeinschaftsräume können dazu verwendet werden)
  - Leichenraum, falls kurzfristige Überführung nicht gewährleistet

Inform@tionen

http://www.bmfsfj.de

Merkblatt: http://cdl.niedersachsen.de/blob/images/C28888741_L20.pdf

Durchführungsverordnung zum Gesetz über das Wohnen mit Assistenz und Pflege in Einrichtungen (Wohn- und Teilhabegesetz - WTG des Landes Nordrhein-Westfalen)

Teil 1, § 2

(3) Bewohnerzimmer für mehr als zwei Bewohner sind unzulässig. Diese Anforderung ist spätestens drei Jahre nach Inkrafttreten dieser Verordnung zu erfüllen.

(4) Die Wohnfläche ohne Bad soll bei Einzelzimmern 14 qm und bei Doppelzimmern 24 qm nicht unterschreiten. Bei der baulichen Gestaltung soll eine Nettogrundfläche von 40 qm je Bewohner nicht unterschritten werden. Für Rollstuhlfahrer sind zusätzlich 10 qm, in Betreuungseinrichtungen mit interner Tagesstruktur sind zusätzlich 5 qm Nettogrundfläche zu berücksichtigen. Grundsätzlich soll jedem Zimmer ein eigenes Duschbad zugeordnet sein; sogenannte Tandemlösungen, bei denen ein Bad für zwei Bewohner errichtet wird, sind zulässig.

Teil 1, § 2 a

Der Anteil der Einzelzimmer in jeder Einrichtung beträgt mindestens 80 %. Diese Anforderung ist spätestens zum 31. Juli 2018 zu erfüllen.

3. Heimpersonalverordnung

Rechtsgrundlage

- HeimPersV
  (gültig für Heime mit mindestens sechs Heimbewohnern)

Personelle Mindestanforderungen für Heimleitung (HeimPersV § 2)

- Fachliche Eignung:
  1. Ausbildung
     - als Fachkraft für Gesundheits- oder Sozialwesen oder
     - als Fachkraft im kaufmännischen Bereich oder
     - in der öffentlichen Verwaltung mit staatlich anerkanntem Abschluss
  2. Kenntnisse und Fähigkeiten für die Leitung des Heims durch
     - mindestens zweijährige hauptberufliche Tätigkeit in einem Heim oder einer vergleichbaren Einrichtung oder
     - geeignete Weiterbildungsmaßnahmen
- Persönliche Ausschlussgründe:
  1. Rechtskräftig verurteilt wegen verschiedener Verbrechen oder Straftaten
  2. Mehr als zweimal Ordnungswidrigkeit und Geldbuße nach § 17 HeimG, in den letzten fünf Jahren

Personelle Mindestanforderungen für Pflegedienstleitung (HeimPersV § 4)

- Fachliche Eignung:
  1. Ausbildung
     - als Fachkraft im Gesundheits- oder Sozialwesen mit staatlich anerkanntem Abschluss
  2. Kenntnisse und Fähigkeiten durch
     - mindestens zweijährige hauptberufliche Tätigkeit in einem Heim oder einer vergleichbaren Einrichtung oder
     - geeignete Weiterbildungsmaßnahmen
- Persönliche Ausschlussgründe:
  - Rechtskräftig verurteilt wegen verschiedener Verbrechen oder Straftaten
  - Mehr als zweimal Ordnungswidrigkeit und Geldbuße nach § 17 HeimG, in den letzten fünf Jahren

Personelle Mindestanforderungen für Fachkräfte (HeimPersV § 5 u. § 6)

- Fachliche Eignung:
  - Kenntnisse und Fähigkeiten zur selbstständigen und eigenverantwortlichen Wahrnehmung der ausgeübten Funktion und Tätigkeit
  - Ausbildung zu einer Fachkraft im Gesundheits- oder Sozialwesen mit staatlich anerkanntem Abschluss: z. B. Altenpfleger/in, Gesundheits- und Krankenpfleger/in
  - Altenpflegehelfer/innen und Krankenpflegehelfer/innen gelten nicht als Fachkräfte!

- Jede zweite Beschäftigte muss Fachkraft sein.
- Bei Nachtwachen muss mindestens eine Fachkraft ständig anwesend sein.

Fort- und Weiterbildungspflicht (HeimPersV § 8)

- Pflicht des Trägers, Heimleitung und Beschäftigten Gelegenheit zur berufsbegleitenden Fort- und Weiterbildung zu geben, insbesondere für folgende Funktionen und Tätigkeitsfelder:
  - Heimleitung,
  - Wohnbereichs- und Pflegedienstleitung,
  - Rehabilitation und Eingliederung sowie Förderung und Betreuung Behinderter,
  - Förderung selbstständiger und selbstverantworteter Lebensgestaltung,
  - aktivierende Betreuung und Pflege,
  - Pflegekonzepte, Pflegeplanung und Pflegedokumentation,
  - Arbeit mit verwirrten Bewohnern,
  - Zusammenarbeit mit anderen Berufsgruppen sowie mit Einrichtungen und Diensten des Sozial-/Gesundheitswesens,
  - Praxisanleitung,
  - Sterbebegleitung,
  - rechtliche Grundlagen der fachlichen Arbeit,
  - konzeptionelle Weiterentwicklung der Altenhilfe und der Eingliederungshilfe für Behinderte.

Notizen

4. Heimmitwirkungsverordnung

Rechtsgrundlage

- HeimmitwV (nach § 10 HeimG)

Ziele und Aufgaben

- Maßnahmen des Heimbetriebes, die den Bewohnerinnen oder Bewohnern des Heimes dienen, bei der Leitung oder dem Träger beantragen.
- Anregungen und Beschwerden von Bewohnerinnen und Bewohnern entgegennehmen und erforderlichenfalls durch Verhandlungen mit der Leitung oder in besonderen Fällen mit dem Träger auf ihre Erledigung hinwirken.
- Die Eingliederung der Bewohnerinnen und Bewohner fördern
- Vor Ablauf der Amtszeit einen Wahlausschuss bestellen
- Eine Bewohnerversammlung durchführen und den Bewohnerinnen und Bewohnern einen Tätigkeitsbericht erstatten.
- Mitwirkung bei Entscheidungen der Leitung oder des Trägers in folgenden Angelegenheiten:
  - Aufstellung oder Änderung der Musterverträge für Bewohnerinnen und Bewohner und der Heimordnung
  - Maßnahmen zur Unfallverhütung
  - Änderung der Entgelte des Heims
  - Planung oder Durchführung von Veranstaltungen
  - Alltags- und Freizeitgestaltung
  - Unterkunft, Betreuung und Verpflegung
  - Erweiterung, Einschränkung oder Einstellung des Heimbetriebes
  - Zusammenschluss mit einem anderen Heim
  - Änderung der Art und des Zweckes des Heims oder seiner Teile
  - Umfassende bauliche Veränderungen oder Instandsetzungen des Heims
  - Maßnahmen zur Förderung einer angemessenen Qualität der Betreuung
  - Mitwirkung nach § 7 Abs. 4 HeimG an den Leistungs- und Qualitätsvereinbarungen sowie an den Vergütungsvereinbarungen und nach § 7 Abs. 5 HeimG an den Leistungs-, Vergütungs- und Prüfungsvereinbarungen

Wahlen

- Wahlrechtsgrundsätze: gleich, geheim, unmittelbar
- Aktives Wahlrecht: alle Bewohnerinnen und Bewohner, die am Wahltag im Heim wohnen
- Passives Wahlrecht: Bewohnerinnen und Bewohner des Heims, deren Angehörige, sonstige Vertrauenspersonen der Bewohnerinnen und Bewohner, Mitglieder von örtlichen Seniorenvertretungen und von örtlichen Behindertenorganisationen sowie von der zuständigen Behörde vorgeschlagene Personen
- Nicht wählbar: Beschäftigte beim Heimträger, bei den Kostenträgern oder bei der zuständigen Behörde oder Mitglieder des Vorstandes, des Aufsichtsrates oder eines gleichartigen Organs des Trägers sowie Personen, die bei einem an-

deren Heimträger oder einem Verband von Heimträgern eine Leitungsfunktion innehaben
- Mehrheitswahlrecht
  - Anzahl der Stimmen entspricht der Anzahl der zu wählenden Mitglieder des Heimbeirates
  - Gewählt ist, wer die meisten Stimmen erhält; bei Stimmengleichheit Losentscheid

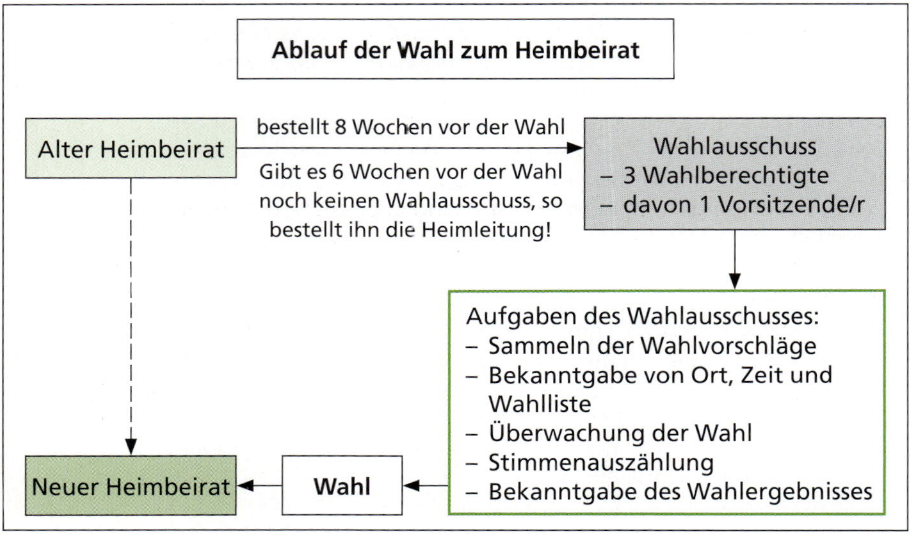

Heimbeirat

- Anzahl der Mitglieder richtet sich nach Anzahl der Heimbewohner/innen:

Bewohner/innen	Mitglieder	Davon höchstens Nicht-Bewohner/innen
bis 50	3	1
51 bis 150	5	2
151 bis 250	7	3
über 251	9	4

- Wahl einer bzw. eines Vorsitzenden (soll Bewohner/in sein) und des Stellvertreters
- Amtszeit: zwei Jahre
- Ehrenamt, Verschwiegenheitspflicht

! Kann kein Heimbeirat gebildet werden, so ist dies der Heimaufsicht zu melden. GGf. wird nach § 25 HeimmitwV ein Heimfürsprecher bestellt.

5. Heimsicherungsverordnung

Rechtsgrundlage

- HeimSichV

Anwendungsbereich (§ 1 HeimSichV)

- Pflichten des Trägers einer Einrichtung, der Geld oder geldwerte Leistungen zum Zwecke der Unterbringung eines Bewohners oder Bewerbers entgegennimmt
- Gilt auch für Leistungen, die bereits vor Aufnahme des Betriebes einer Einrichtung entgegengenommen werden.
- Leistungen: Leistungen, die über das laufende Entgelt hinaus zum Bau, zum Erwerb, zur Instandsetzung, zur Ausstattung oder zum Betrieb einer Einrichtung gewährt werden.

Pflichten des Trägers

- § 5 HeimSichV: Anzeige- und Informationspflicht
  Anzeige über versprochene Leistungen bei der zuständigen Behörde (Heimaufsicht) und Information des Bewohners über dessen Rechte und Pflichten
- § 6 HeimSichV: Verwendungszweck
  Leistungen nur zu den vereinbarten Maßnahmen zu verwenden
- § 7 HeimSichV: Beschränkungen
  Leistungen nur bis zu 30 Prozent der Finanzierungskosten
- § 8 HeimSichV: Getrennte Verwaltung
  Leistungen auf einem Konto gesondert zu verwalten
- § 9 HeimSichV: Leistungen zum Betrieb
- § 10 HeimSichV: Verrechnung, Rückzahlung
- § 11 HeimSichV: Sicherheitsleistungen
  Besondere Absicherung der Leistungen
- § 12 HeimSichV: Formen der Sicherheit
- § 13 HeimSichV: Versicherungspflicht
  Neuwertversicherung gegen Feuer-, Sturm- und Leitungswasserschäden
- § 14 HeimSichV: Auskunftspflicht
  Jährliche Auskunft des Bewohners über den aktuellen Kontostand
- § 15 HeimSichV: Rechnungslegung
  Rechnung nach Beendigung des Heimvertrages über Leistungen, Zinsen und Rückerstattung
- § 16 – 19 HeimSichV: Prüfung
  Prüfung der Bücher und Prüfungsbericht an die zuständige Behörde

6. Pflege-Buchführungsverordnung

Rechtsgrundlage

- PBV

Anwendungsbereich (§ 1 u. § 9 PBV)

- Gilt für ambulante, teilstationäre und vollstationäre Pflegeeinrichtungen, mit denen ein Versorgungsvertrag nach SGB XI besteht (zugelassene Pflegeeinrichtungen).
- Befreiung von der Pflege-Buchführungsverordnung:
  - Pflegedienste mit bis zu sechs Vollzeitkräften (Teilzeitkräfte werden auf Vollzeitkräfte umgerechnet)
  - Teilstationäre Pflegeeinrichtungen und Einrichtungen der Kurzzeitpflege mit bis zu acht Pflegeplätzen
  - Vollstationäre Pflegeeinrichtungen mit bis zu zwanzig Pflegeplätzen

Wichtige Bestimmungen

- Pflicht zur kaufmännischen doppelten Buchführung nach den §§ 238–241 PBV und § 3 HGB
- Jahresabschluss der Pflegeeinrichtung (§ 1 u. § 4 PBV)
  - ist innerhalb von sechs Monaten nach Ablauf des Geschäftsjahres (= Kalenderjahr) aufzustellen
  - Bestandteile: Bilanz, Gewinn- und Verlustrechnung, Anhang mit Anlagen- und Fördernachweis
- Pflicht zur Führung einer Kosten- und Leistungsrechnung, die eine betriebsinterne Steuerung sowie eine Beurteilung der Wirtschaftlichkeit und Leistungsfähigkeit ermöglicht. (§ 7 PBV)

Inform@tionen

http://www.buzer.de/gesetz/3075/

Notizen

7. Heimvertrag

Rechtsgrundlage

– § 5 ff. HeimG

Zweiseitiges Rechtsgeschäft

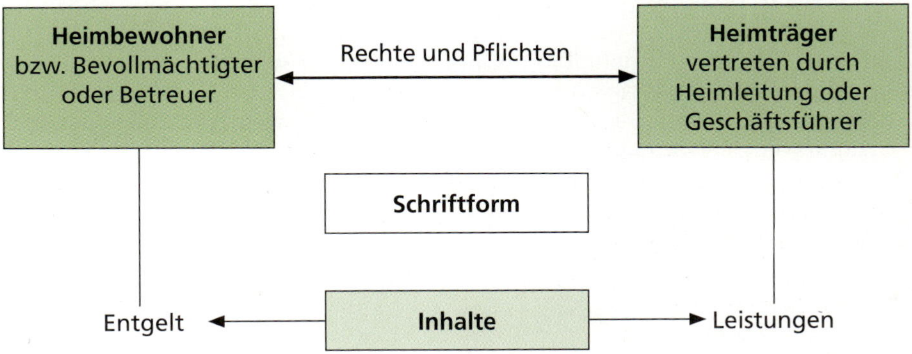

– Vorabinformationen: Zukünftige Bewohnerin/zukünftiger Bewohner ist vor Abschluss des Heimvertrages über die Vertragsinhalte zu informieren.

Inhalte

– Leistungen und Entgelte
  • Allgemeine Leistungsbeschreibung des Heims, insbesondere der Ausstattung
  • Leistungen des Trägers, insbesondere Art, Inhalt und Umfang der Unterkunft, Verpflegung und Betreuung
  • Anfallende Entgelte für Unterkunft, Verpflegung und Betreuung
  • Weitere Leistungen im einzelnen und die jeweiligen Entgeltbestandteile
– Umfang und Regelungen der Entgelterstattungen bei Abwesenheit des Bewohners
– Anpassungspflicht bei verändertem Betreuungsbedarf
– Hinweis auf Beratungs- und Beschwerderecht bei Leistungsmängeln

Vertragsdauer

– Unbefristet, soweit nicht ausdrücklich im Einzelfall eine befristete Aufnahme vereinbart wurde
– Endet mit dem Tod des Bewohners

Kündigung

– Fristgerechte Kündigung durch Heimbewohner
  • Spätestens am dritten Werktag zum Monatsende
  • Schriftlich
– Fristlose Kündigung durch Heimbewohner bei unzumutbaren Bedingungen

– Schriftliche Kündigung durch Heimträger nur aus wichtigem Grund, wie z. B.
  - Einstellung des Heimbetriebes
  - Grundlegende Einschränkung und Veränderung des Heimbetriebes
  - Fachgerechte Betreuung des Bewohners aufgrund Veränderungen im Gesundheitszustand des Bewohners nicht mehr möglich
  - Gröbliche Verletzung der vertraglichen Pflichten durch den Bewohner
  - Ausbleibende Entgeltleistungen (für zwei Monate)

! Hat der Träger den Kündigungsgrund zu vertreten, so hat er der Bewohnerin oder dem Bewohner eine angemessene anderweitige Unterkunft und Betreuung zu zumutbaren Bedingungen nachzuweisen und ist zum Ersatz der Umzugskosten in angemessenem Umfang verpflichtet.

! Vor Abschluss des Heimvertrages muss der Träger der zukünftigen Bewohnerin bzw. dem zukünftigen Bewohner die **Heimordnung** zur Kenntnisnahme aushändigen. Die Heimordnung regelt z. B. Ruhezeiten, Mahlzeiten, Kleintierhaltung usw.

Inform@tionen

Broschüre „Ihre Rechte als Heimbewohnerinnen und Heimbewohner“ unter: http://www.bmfsfj.de

Notizen

Erbrecht

1. Erbrecht im Überblick

Rechtsgrundlage

- Art. 14 GG
  (1) Das Eigentum und das Erbrecht werden gewährleistet.
  (2) Inhalt und Schranken werden durch die Gesetze bestimmt.
- BGB Buch 5 Erbrecht: §§ 1922–2385 BGB

Gesamtrechtsnachfolge nach § 1922 Abs. 1 BGB

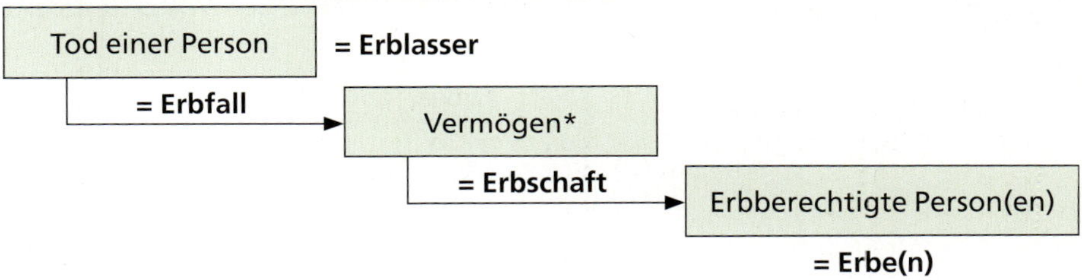

* Vermögen: Vermögen und Schulden

Erbfolge

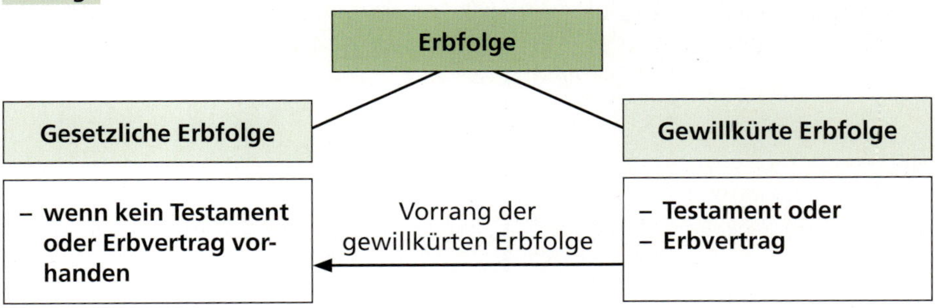

Erbschaftssteuer

- Höhe richtet sich nach dem Wert des Nachlasses und dem Verhältnis des Erben zum Erblasser (Steuerklassen)
- Freibeträge

Inform@tionen

http://www.internetratgeber-recht.de/Erbrecht/hauptseite.htm

http://www.erbrecht-ratgeber.de

http://www.bnotk.de/Notar/Taetigkeitsfelder/Erbe+Schenkung/Erbe.htm

2. Gesetzliche Erbfolge

Gesetzliche Erben

- Verwandte
- Ehepartner bzw. Lebenspartner nach dem LPartG (§ 10 LPartG)
- Staat (wenn keine Erben vorhanden sind)

Erbrecht der Verwandten

- Einteilung nach vier Ordnungen (Parentelsystem)

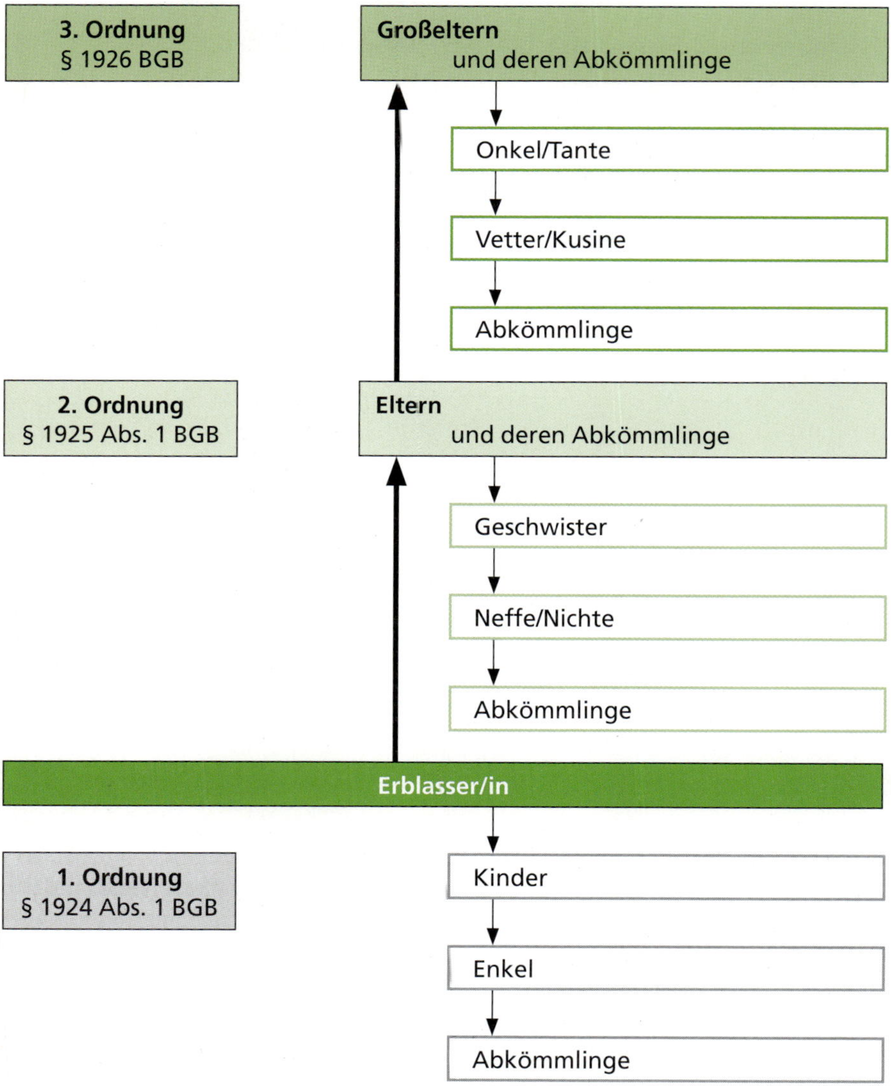

- Prinzipien:
  - Die vorhergehende Ordnung schließt die nachstehende Ordnung von der Erbfolge aus, z. B.: Gibt es Erben der 1. Ordnung, entfallen die weiteren Ordnungen.
  - Nähere Verwandte haben Vorrang vor entfernteren innerhalb einer Ordnung, z. B.: Kinder gehen vor Enkel.
  - Der Anteil eines Erbberechtigten geht an dessen Abkömmling(e) über, z. B.: Ist ein Kind bereits verstorben, erben dessen Kinder (Enkelkinder des Erblassers).
  - Jeder Stamm erhält den gleichen Anteil, z. B.: Die Anteile bei drei Kindern sind gleich hoch (jeweils ein Drittel)
- Nichteheliche Kinder sind ehelichen Kindern gleichgestellt.
- Adoptivkinder, die minderjährig nach dem 01.01.1977 adoptiert wurden, werden leiblichen Kindern gleichgestellt.
- Volljährig adoptierte Personen bleiben gegenüber ihrer „ursprünglichen" Familie erbberechtigt; zusätzlich haben sie einen Erbanspruch gegenüber ihren Adoptiveltern, nicht jedoch gegenüber den Verwandten der Adoptiveltern.
- Ausgleichspflicht für Abkömmlinge der 1. Ordnung für Vermögenszuwendungen des Erblassers zu dessen Lebzeiten (als Aussteuer bei Heirat und zur selbstständigen Lebensstellung) nach § 2050 BGB, wenn der Erblasser nichts anderes verfügt hat.

Beispiel

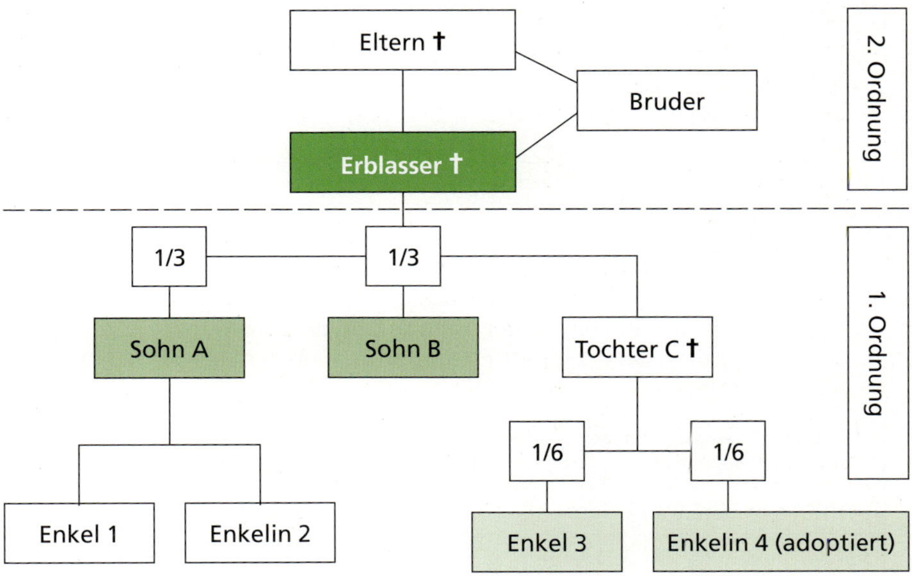

Pflege und gesetzliches Erbe (§ 2057a BGB)

- Pflegeleistungen eines Abkömmlings gegenüber dem Erblasser werden angerechnet.
- Der Geldwert der Pflegeleistungen orientiert sich an der Dauer und dem Umfang der Leistungen.

Erbrecht des Ehegatten bzw. eingetragenen Lebenspartners

- Neben den Verwandten hat der Ehepartner ein gesetzliches Erbrecht (§ 1931 BGB).
- Geschiedene Ehegatten (auch im laufenden Scheidungsverfahren) haben kein Erbrecht.
- Die Höhe des Erbanteils des Ehepartners richtet sich danach,
  - welche Verwandten neben ihm erben und
  - in welchem Güterstand er mit dem Erblasser verheiratet war.
- Neben dem Erbanteil erhält der Ehegatte zusätzlich den sogenannten Voraus (§ 1932 BGB): Gegenstände zur Fortsetzung des ehelichen Haushalts und Hochzeitsgeschenke.
  - Kleiner Voraus: alle Gegenstände, die zur Führung eines angemessenen Haushalts notwendig sind
  - Großer Voraus: alle Haushaltsgegenstände, soweit sie nicht Zubehör eines Grundstücks sind

Erbanteil des Ehegatten	bei Gütertrennung	bei Zugewinngemeinschaft	Voraus
neben Verwandten der 1. Ordnung	¼ der Erbmasse	½ der Erbmasse	kleiner Voraus
neben Verwandten der 2. Ordnung	½ der Erbmasse	¾ der Erbmasse	großer Voraus
neben Großeltern	½ der Erbmasse	¾ der Erbmasse	großer Voraus
neben sonstigen Verwandten	Alleinerbe	Alleinerbe	

- Lebenspartner einer eingetragenen Lebenspartnerschaft zwischen Personen gleichen Geschlechts sind neben den Verwandten erbberechtigt (§ 10 LPartG).
- Bei Aufhebung bzw. bei Beantragung der Aufhebung der Lebenspartnerschaft besteht kein Erbrecht.

Erbanteil des eingetragenen Lebenspartners	unabhängig vom Güterstand	Voraus
neben Verwandten der 1. Ordnung	¼ der Erbmasse	kleiner Voraus
neben Verwandten der 2. Ordnung	½ der Erbmasse	großer Voraus
neben Großeltern	½ der Erbmasse	großer Voraus
neben sonstigen Verwandten	Alleinerbe	

– Bestand beim Erbfall Gütertrennung und sind als gesetzliche Erben neben dem überlebenden Lebenspartner ein oder zwei Kinder des Erblassers berufen, so erben der überlebende Lebenspartner und jedes Kind zu gleichen Teilen. Ist ein Kind verstorben, so erben dessen Abkömmlinge nach § 1924 Abs. 3 BGB.

Erbrecht des Staates

– Erbrecht des Staates, wenn
  - weder erbberechtigte Verwandte
  - noch ein überlebender Ehegatte bzw. eingetragener Lebenspartner vorhanden sind oder
  - diese die Erbschaft ausschlagen
  - und keine letztwillige Verfügung (Testament) vorliegt.

– Staat haftet als so genannter Zwangserbe immer nur mit dem Wert des Nachlasses (nicht für Schulden).

Notizen

3. Gewillkürte Erbfolge

Rechtsgrundlage

- § 1937 ff. BGB
- § 1941 BGB
- § 2229 ff. BGB

Testierfähigkeit (§ 2229 BGB)

- Mit der Volljährigkeit
- Minderjährige ab dem 16. Lebensjahr nur in Form eines öffentlichen (notariellen) Testaments (§ 2233 Abs. 1 BGB)
- Testierunfähig, wer wegen krankhafter Störung der Geistestätigkeit, wegen Geistesschwäche oder Bewusstseinsstörung nicht in der Lage ist, die Bedeutung einer von ihm abgegebenen Willenserklärung einzusehen und nach dieser Einsicht zu handeln.

Formen der gewillkürten Erbfolge

- Testament
- Erbvertrag

Formen von Testamenten

Ordentliche Testamente	Außerordentliche Testamente (= Nottestamente)
– Eigenhändiges Testament (§ 2247 BGB) – Öffentliches (notarielles) Testament (§ 2232 ff. BGB) – Gemeinschaftliches Testament/Ehegattentestament (§ 2265 BGB)	– Bürgermeistertestament (§ 2249 BGB) – Drei-Zeugen-Testament (§ 2250 BGB) – Seetestament (§ 2251 BGB)

4. Ordentliche Testamente

Eigenhändiges Testament

- Formfreiheit
- Persönlich und handschriftlich vom Erblasser verfasst
- Unterschrift mit Vor- und Familienname am Ende der Erklärung
- Sinnvoll: Orts- und Zeitangabe der Testamentserklärung
- Persönliche oder amtliche Verwahrung beim Amtsgericht (in Baden-Württemberg beim Notariat) gegen Gebühr mit Hinterlegungsschein: Nachlassgericht benachrichtigt das zuständige Standesamt, das im Todesfall bei der Sterbebeurkundung dem Gericht Mitteilung macht, damit das Testament eröffnet werden kann.
- Aufgefundene Testamente sind nach dem Tod des Testators beim Nachlassgericht abzuliefern (§ 2259 BGB).

Öffentliches (notarielles) Testament

- Niederschrift der Erklärung seines letzten Willens durch den Erblasser gegenüber dem Notar oder
- Übergabe einer Schrift – verschlossen oder offen – an den Notar mit der Erklärung, dass die Schrift den letzten Willen enthält; übergebene Schrift muss nicht vom Erblasser handschriftlich verfasst sein.
- Pflicht des Notars zur Beratung bei der Niederschrift (§ 17 BeurkG)
- Beurkundung der Erklärung mit der Feststellung, dass der Erblasser testier- und geschäftsfähig ist (§ 28 BeurkG)
- Amtliche Verwahrung des Testaments (s. o.)
- Bei Herausgabe des notariellen Testaments durch den Erblasser vom Amtsgericht wird dieses unwirksam.
- Notarkosten nach der Kostenordnung richten sich nach dem Vermögen des Erblassers.

Gemeinschaftliches Testament (Ehegattentestament)

- Errichtung nur von Ehegatten oder eingetragenen Lebenspartnern
- Errichtung entweder als eigenhändiges oder öffentliches Testament
- Beim eigenhändigen Testament genügt es, wenn ein Partner schreibt und beide unterschreiben.
- Gilt bis Scheidung bzw. Aufhebung der eingetragenen Lebenspartnerschaft
- „Berliner Testament": Eheleute bzw. Lebenspartner setzen sich gegenseitig ein
  - als Alleinerben oder
  - als Vorerben (und Dritte als Nacherben), der den Nachlass nur verwalten und nutzen kann.

5. Nottestamente

Bürgermeistertestament

- Bürgermeister als Urkundsperson, zwei Zeugen, die mit dem Erblasser nicht verwandt und auch nicht im Testament bedacht sein dürfen.
- Bürgermeister
  - hat sich von der Notsituation (Todesgefahr, ordentliches Testament nicht mehr möglich) zu überzeugen,
  - hat sich von der Testierfähigkeit des Erblassers zu überzeugen, der aber kein eigenhändiges Testament mehr verfassen kann,
  - hat eine Niederschrift anzufertigen,
  - die von ihm und den Zeugen unterschrieben werden muss,
  - die dem Erblasser vorgelesen und von ihm genehmigt werden muss,
  - die vom Erblasser unterschrieben werden muss (falls noch möglich),
  - hat das Testament in amtliche Verwahrung zu geben.

Drei-Zeugen-Testament

- Kein Bürgermeistertestament möglich
- Drei Zeugen, die mit dem Erblasser nicht verwandt und auch nicht im Testament bedacht sein dürfen
- Zeugen haben sich von der Notsituation (Todesgefahr, ordentliches Testament nicht mehr möglich) zu überzeugen
- Maßnahmen wie beim Bürgermeistertestament

Seetestament

- Drei-Zeugen-Testament für Personen auf einem deutschen Schiff außerhalb eines inländischen Hafens
- Maßnahmen wie beim Bürgermeistertestament

! Nottestamente verlieren ihre **Gültigkeit nach drei Monaten**, wenn der Erblasser noch lebt! (Alsbald möglichst ein ordentliches Testament errichten.)

6. Inhalte von Testamenten

Rechtsgrundlage

- §§ 2113–2115 BGB
- §§ 2096–2099 BGB
- § 1938 BGB
- § 2048 BGB
- § 1939 BGB
- § 1940 u. §§ 2192–2196 BGB
- §§ 2197–2228 BGB

Erbeinsetzung

- Natürliche Personen
- Erbfähig sind alle natürlichen Personen
  - ab Geburt bzw.
  - ab Zeugung.
- Juristische Personen (Vereine, Stiftungen, ...)

Vorerbe und Nacherbe (§§ 2113–2115 BGB)

- Vor- und Nacherbe werden hintereinander Erben.
- Vorerbe kann grundsätzlich über Erbe frei verfügen, ist jedoch zum Schutz des Nacherben an rechtliche Verfügungsbeschränkungen gebunden.

Ersatzerbe (§§ 2096–2099 BGB)

- Für den Fall des Ausfalls des eigentlichen Erbens eingesetzter Erbe

Enterbung (§ 1938 BGB)

- Ausschluss oder Übergehen der gesetzlichen Erben
- Gesetzlicher Erbe hat bei Enterbung Recht auf den so genannten Pflichtteil (§§ 2303–2338 BGB)

!
- Pflichtteilsberechtigt sind:
  - Abkömmlinge
  - Eltern (wenn keine Abkömmlinge vorhanden)
  - Ehegatten
- Pflichtteilsanspruch:
  - auf die Hälfte des Wertes des gesetzlichen Erbes
  - auf Auszahlung in Geld
- Pflichtteilsunwürdigkeit gemäß § 2345 BGB

Teilungsanordnung (§ 2048 BGB)

- Anordnung für die Erbauseinandersetzung: Welcher Erbe soll welche Nachlassgegenstände erhalten?
- Erben können sich einvernehmlich über die Anordnung hinwegsetzen.

Vermächtnis (§ 1939 BGB)

- Vermögensvorteile (einzelne Gegenstände bzw. Geld aus dem Nachlass) für eine Person, die nicht Erbe ist

Auflage (§ 1940 u. §§ 2192–2196 BGB)

- Leistungsverpflichtung für Erben oder Vermächtnisnehmer (z. B. Grabpflege)

Bedingung

- Erbeinsetzung oder Vermächtnis nur nach einem bestimmten Ereignis

Einsetzen eines Testamentsvollstreckers (§§ 2197–2228 BGB)

- Person, welche die letztwilligen Verfügungen des Erblassers zur Ausführung bringt bzw. bei Minderjährigen absichert
- **Erbschein** nicht notwendig

> **!** **Erbschein**
> - Zeugnis über den Inhalt und den Umfang des Erbrechts des Erbscheininhabers
> - Wird auf Antrag vom Nachlassgericht ausgestellt
> - Gebühren richten sich nach dem Vermögenswert.
> - Bei öffentlichem Testament kann der Erbschein entfallen.

Wichtig!

> **!** **Änderung bzw. Widerruf von Testamenten**
> - Ausdrückliche Aufhebung des Testaments (Widerrufstestament)
> - Neues Testament, welches das alte aufhebt (aktuelle Fassung gilt!)
> - Vernichtung des Testaments
> - Eindeutige Abänderung des Testaments, z. B. Durchstreichen
> - Rücknahme eines notariellen Testaments aus der amtlichen Verwahrung
> - Bei gemeinschaftlichen Testamenten nur durch eine notariell beurkundete Erklärung eines Ehepartners, die dem anderen Partner zugestellt wird

> **!** **Ausschlagen des Erbes (§§ 1942–1966 u. § 2304 BGB)**
> - Ablehnungsfrist: innerhalb von sechs Wochen nach Kenntnis des Erbfalls
> - Durch Niederschrift beim Nachlassgericht oder durch eine öffentliche Beglaubigung beim Notar

> **i** **Inform@tionen**
>
> http://www.juraforum.de/lexikon

7. Erbvertrag

Rechtsgrundlage

- § 1941 BGB
- §§ 2274–2302 BGB

Überblick

- Zweiseitiges Rechtsgeschäft (Testament = einseitiges Rechtsgeschäft)
- Inhalte: Erbeinsetzungen, Vermächtnisse, Auflagen

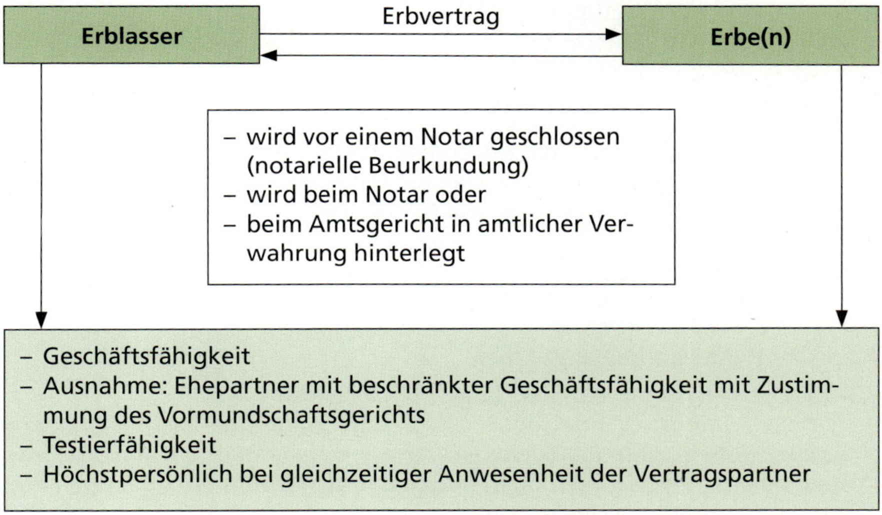

- Einseitiger Erbvertrag: Nur der Erblasser verpflichtet sich zu einer Verfügung von Todes wegen
- Zweiseitiger Erbvertrag: Beide Vertragsparteien verpflichten sich zu Verfügungen von Todes wegen.

Auflösung

- Ausdrückliches Rücktritts- oder Änderungsrecht des Erblassers im Vertrag
- Abschluss eines notariell beurkundeten Auflösungsvertrages durch beide Parteien
- Ein (nur) zwischen Eheleuten bzw. eingetragenen Lebenspartner geschlossener Erbvertrag durch Abschluss eines gemeinschaftlichen Testaments
- Verfehlung des oder der Bedachten gemäß §§ 2333 ff. BGB

8. Erbfall im Heim

Rechtsgrundlage

- § 14 HeimG bzw. Landesheimgesetzes

Nachlasssicherung

- Aufnahme aller im Alten- und Pflegeheim befindlichen Nachlassgegenstände in ein Nachlassverzeichnis
- Aufnahme möglichst durch einen Angehörigen und einen Heimmitarbeiter, sonst durch zwei Mitarbeiter
- Bei umfangreichem und wertvollem Nachlass das Nachlassgericht einschalten.
- Wertgegenstände besonders verwahren.
- Das Verschenken und Veräußern von Nachlassgegenständen durch das Heim ist verboten.
- Gegenstände oder Geld, die für den Verstorbenen zu dessen Lebzeiten verwahrt oder verwaltet wurden, dürfen nur dem durch Erbschein feststehenden Erben ausgehändigt werden; sie sind von der Heimleitung bis dahin zu verwahren.
- Aufgefundene Testamente an das Nachlassgericht abliefern
- Nachlassgericht benachrichtigen, wenn keine Angehörigen vorhanden

Heim und Heimmitarbeiter als Erben

- Leistungen an Träger und Beschäftigte (§ 14 HeimG)
  (1) Dem Träger ist es untersagt, sich von oder zugunsten von Bewohnerinnen und Bewohnern oder den Bewerberinnen und Bewerbern um einen Heimplatz Geld- oder geldwerte Leistungen über das nach § 5 vereinbarte Entgelt hinaus versprechen oder gewähren zu lassen. …
  (5) Der Leitung, den Beschäftigten oder sonstigen Mitarbeiterinnen oder Mitarbeitern des Heims ist es untersagt, sich von oder zugunsten von Bewohnerinnen und Bewohnern neben der vom Träger erbrachten Vergütung Geld- oder geldwerte Leistungen für die Erfüllung der Pflichten aus dem Heimvertrag versprechen oder gewähren zu lassen. Dies gilt nicht, soweit es sich um geringwertige Aufmerksamkeiten handelt.
  (6) Die zuständige Behörde kann in Einzelfällen Ausnahmen von den Verboten der Absätze 1 und 5 zulassen, soweit der Schutz der Bewohnerinnen und Bewohner die Aufrechterhaltung der Verbote nicht erfordert und die Leistungen noch nicht versprochen oder gewährt worden sind.
- „Versprechen oder gewähren lassen" setzt ein Einvernehmen zwischen Erblasser und Bedachtem voraus. Dies ist immer dann der Fall, wenn der Bedachte von der Erbeinsetzung oder dem Vermächtnis Kenntnis hat und dies duldet.
- Mitarbeiter, Leitung und Träger können nur mit Genehmigung der Heimbehörde vor dem Abfassen des Testaments als Erbe eingesetzt werden.

Haftungs- und Strafrecht

1. Haftungsrecht im Überblick

Rechtsgrundlage

- BGB
- StGB

Rechtliche Haftungsprüfung

Es haftet, wer
- den **Tatbestand** einer Rechtsnorm (§) erfüllt,
- dabei **rechtswidrig** handelt und
- dem **schuldhaftes Verhalten** vorgeworfen werden kann.

Zivilrechtliche und strafrechtliche Haftung

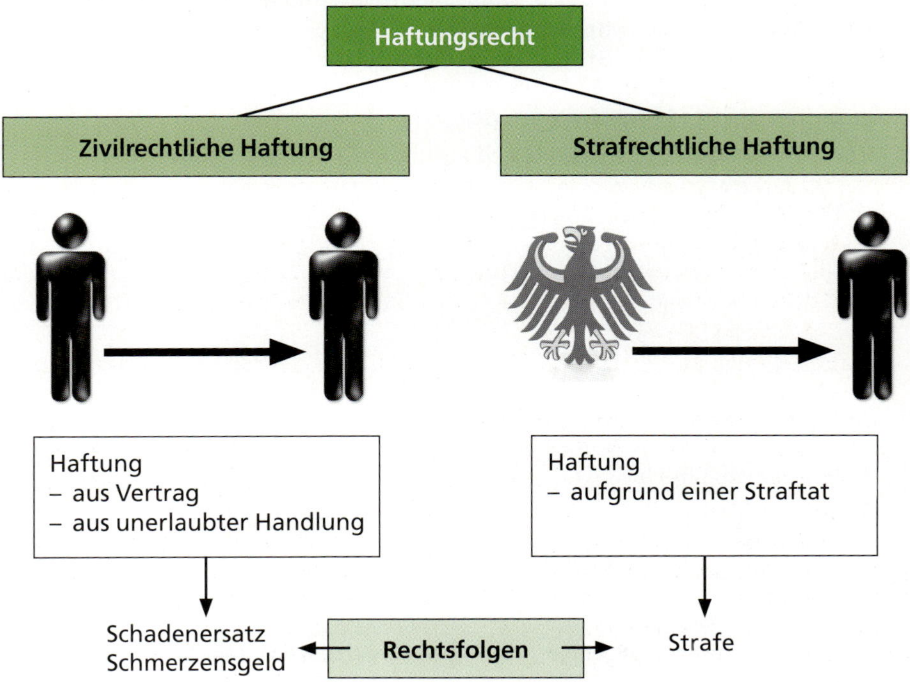

! Für einen Sachverhalt, z.B. einen Pflegefehler, können sowohl die zivilrechtliche als auch strafrechtliche Haftung von Relevanz sein und in getrennten Prozessen verhandelt werden.

2. Rechtliche Haftungsprüfung

Rechtsgrundlage

- § 823 BGB
- StGB

Tatbestand einer Rechtsnorm

- Zivilrechtliche Haftung, insbes. BGB, z. B.
  § 823 BGB Schadenersatzpflicht
  (1) Wer vorsätzlich oder fahrlässig das Leben, den Körper, die Gesundheit, die Freiheit, das Eigentum oder ein sonstiges Recht eines anderen widerrechtlich verletzt, ist dem anderen zum Ersatz des daraus entstehenden Schadens verpflichtet.
  (2) Die gleiche Verpflichtung trifft denjenigen, welcher gegen ein den Schutz eines anderen bezweckendes Gesetz verstößt. Ist nach dem Inhalt des Gesetzes ein Verstoß gegen dieses auch ohne Verschulden möglich, so tritt die Ersatzpflicht nur im Falle des Verschuldens ein.
- Strafrechtliche Haftung, StGB (Ausgewählte Straftatbestände, s.S. 123)

Rechtswidrigkeit und Rechtfertigungsgründe

- Gründe, welche die Rechtswidrigkeit aufheben

Zivilrecht	Strafrecht
– § 227 BGB Notwehr	– § 32 StGB Notwehr und Nothilfe
– § 228 BGB Notstand	– § 34 StGB Rechtfertigender Notstand
– Einwilligung und mutmaßliche Einwilligung	

Schuldhaftes Verhalten und Schuldformen

Zivilrecht: Deliktfähigkeit	Strafrecht: Schuldfähigkeit
– Deliktunfähig sind: • Kinder unter 7 Jahren (§ 828 BGB) • Bewusstlose und Geisteskranke (§ 827 BGB) – Bedingt deliktfähig sind: • Minderjährige von 7–18 Jahren (§ 828 BGB)	– Schuldunfähig sind: • Kinder bis 14 Jahren (§ 19 StGB) • Bewusstseinsgestörte, krankhaft seelisch Gestörte (§ 20 StGB) – Bedingt schuldfähig sind: • Jugendliche von 14–18 Jahren (§§ 1 u. 3 JGG)

- Schuldformen:
  - Vorsatz: Bewusstes und gewolltes Handeln
  - Fahrlässigkeit: Außerachtlassen der im Verkehr erforderlichen Sorgfaltspflicht

Zivilrecht	Strafrecht
– Beurteilung der Fahrlässigkeit nach einem **objektiven Sorgfaltsmaßstab** (Wie hätte eine besonnene Pflegekraft gehandelt?) – **§ 276 BGB Verantwortlichkeit des Schuldners** *(1) Der Schuldner hat Vorsatz und Fahrlässigkeit zu vertreten, wenn eine strengere oder mildere Haftung weder bestimmt noch aus dem sonstigen Inhalt des Schuldverhältnisses, insbesondere aus der Übernahme einer Garantie oder eines Beschaffungsrisikos zu entnehmen ist. Die Vorschriften der §§ 827 und 828 finden entsprechende Anwendung.* *(2) Fahrlässig handelt, wer die im Verkehr erforderliche Sorgfalt außer Acht lässt.* *(3) Die Haftung wegen Vorsatzes kann dem Schuldner nicht im Voraus erlassen werden.*	– Beurteilung nach einem **subjektiven Maßstab** (Die konkrete Situation der Person und die Umstände der Tat werden berücksichtigt und sind relevant für die Höhe des Strafmaßes.) – **§ 15 StGB Vorsätzliches und fahrlässiges Handeln** *Strafbar ist nur vorsätzliches Handeln, wenn nicht das Gesetz fahrlässiges Handeln ausdrücklich mit Strafe bedroht.*

!

Abstufungen der Fahrlässigkeit (wichtig für Haftungsbeschränkungen):
- leichte Fahrlässigkeit: Sorgfaltsverstoß, der auch einem vorsichtigen Menschen unterlaufen kann (Missgeschick)
- mittlere Fahrlässigkeit: Missachtung der erforderlichen Sorgfaltspflicht
- grobe Fahrlässigkeit: Verletzung der erforderlichen Sorgfaltspflicht in besonders hohem Maße

Notizen

3. Zivilrechtliche Haftung

Rechtsgrundlage

- § 823 ff. BGB

Haftung aus Vertrag
- Haftung wegen Verletzung einer vertraglichen Pflicht (vertragliches Schuldverhältnis)
- Anspruchsgrundlage
  - Heimvertrag (zwischen Heimträger und Heimbewohner)
  - Pflegevertrag (zwischen ambulantem Pflegedienst und zu Pflegendem)
  - Krankenhausbehandlungsvertrag (zwischen Krankenhausträger und Patienten)
  - Behandlungsvertrag (zwischen Arzt und Patienten)
- Rechtsfolge bei Schadenseintritt: Schadenersatz
- Außergerichtliche Einigung oder Zivilprozess

Haftung aus unerlaubter Handlung (Deliktische Haftung)

- Haftung wegen Schäden, die aus einer unerlaubten Handlung (Delikt) hervorgehen (§§ 823 ff. BGB)
- Verletzung eines Rechtsgutes
  - Geschützte Rechtsgüter (§ 823 Abs. 1 BGB): Leben, Körper, Gesundheit, Freiheit, Eigentum, sonstige Rechte
  - Schutzgesetze (§ 823 Abs. 2 BGB): z. B. Arzneimittelgesetz, Datenschutzgesetz, Medizinproduktegesetz (MPG)
- Schaden durch die Rechtsgutverletzung sowie ein ursächlicher Zusammenhang zwischen Rechtsgutsverletzung und Schadenseintritt (Kausalität)
- Rechtsfolge bei Schadenseintritt: Schadenersatz und/oder Schmerzensgeld

Aufsichts- und Betreuungspflicht

- § 832 BGB Haftung des Aufsichtspflichtigen
  (1) Wer kraft Gesetzes zur Führung der Aufsicht über eine Person verpflichtet ist, die wegen Minderjährigkeit oder wegen ihres geistigen oder körperlichen Zustands der Beaufsichtigung bedarf, ist zum Ersatz des Schadens verpflichtet, den diese Person einem Dritten widerrechtlich zufügt. Die Ersatzpflicht tritt nicht ein, wenn er seiner Aufsichtspflicht genügt oder wenn der Schaden auch bei gehöriger Aufsichtsführung entstanden sein würde.
  (2) Die gleiche Verantwortlichkeit trifft denjenigen, welcher die Führung der Aufsicht durch Vertrag übernimmt.
- Aufsichtspflicht betrifft also insbesondere an Demenz erkrankte Pflegebedürftige.
- Aufsichtspflicht misst sich an der Aufsichtsbedürftigkeit, der Aggressivität und der Schadensneigung der zu pflegenden Person.

Haftung des Trägers

- Aus eigenem **Organisationsverschulden** (§ 831 BGB): Pflicht für Organisation, Auswahl, Anleitung und Kontrolle des Personals sowie für Beschaffung geeigneter Geräte und Materialien
- Für Verschulden der **Erfüllungsgehilfen** (§ 278 BGB) bei der vertraglichen Haftung, z. B. für Pflegepersonal und Mitarbeiter/innen, die helfen, den Vertrag zu erfüllen
- Für Verschulden der **Verrichtungsgehilfen** (§ 831 BGB) bei der deliktischen Haftung, z. B. für Pflegepersonal und Mitarbeiter/innen, die weisungsgebunden für den Arbeitgeber tätig sind

> ! Haften mehrere Schuldner (Mitarbeiter, Vorgesetze, Träger), so kann der Geschädigte von jedem der Schuldner die Schadenersatzansprüche ganz oder zu einem Teil fordern. Sie haften dann alle zusammen als **Gesamtschuldner** für den vollen Schaden (§ 421 BGB). In der Regel macht der Geschädigte die Ansprüche gegenüber dem Träger geltend. Dieser kann dann ggf. von seinen Mitarbeitern Regress fordern.

Haftung des Mitarbeiters

- Bei leichter Fahrlässigkeit: keine Haftung bzw. kein Regressanspruch des Arbeitgebers
- Bei mittlerer Fahrlässigkeit: Teilhaftung bzw. prozentualer Regressanspruch des Arbeitgebers
- Bei grober Fahrlässigkeit: Vollhaftung bzw. Regressanspruch des Arbeitgebers

> ! **Delegation ärztlicher Tätigkeiten**
> - **Anordnungsverantwortung** für medizinisch-diagnostische und therapeutische Maßnahmen sowie Verantwortung für sorgfältige Auswahl und Kontrolle des Pflegepersonals beim Arzt
> - **Durchführungsverantwortung bei der Pflegeperson** (rechtliche und tatsächliche Befähigung)

Beweislast

- Beweislast prinzipiell bei demjenigen, der eine Forderung erhebt
- Beweislastumkehr bei der Verletzung der Aufsichtspflicht und bei groben Behandlungsfehlern: Der Beweis für die Kausalität von fehlerhaftem Handeln und eingetretenem Schaden muss nicht vom Bewohner oder Patienten erbracht werden, sondern vom Träger, dem Pflegepersonal oder dem Arzt.

Haftpflichtversicherung

- Berufshaftpflichtversicherung für Pflegepersonal
- Betriebshaftpflichtversicherung für Träger von Pflegeeinrichtungen

4. Strafrechtliche Haftung

Rechtsgrundlage

StGB

Strafrecht

- Teil des öffentlichen Rechts
- Voraussetzungen der Strafbarkeit und strafbare Handlungen (Rechtsnormen)
- Strafgesetzbuch (StGB):
  - Allgemeiner Teil: wesentliche allgemeine Grundsätze
  - Besonderer Teil: einzelne Straftatbestände

Grundsätze

- Keine Strafe ohne Gesetz (§ 1 StGB)
- Strafbar ist nur vorsätzliches Handeln, wenn nicht das Gesetz fahrlässiges Handeln ausdrücklich mit Strafe bedroht (§ 15 StGB)
- Irrtum schützt vor Strafe nicht! Aber kein vorsätzliches Handeln bei Irrtum (§ 16 StGB).
- Versuch, Anstiftung und Beihilfe sind strafbar (§ 22 ff. StGB).
- Täterschaft (§ 25 StGB):
  - unmittelbar: Täter selbst
  - mittelbar: Ein anderer führt die Tat aus.
  - Mittäter: Mehrere Täter begehen gemeinschaftlich die Tat.
- Strafarten (§ 38 ff. StGB):
  - Freiheitsstrafe (1 Monat bis 15 Jahre)
  - Geldstrafe (in Tagessätzen)
  - Geldstrafe neben Freiheitsstrafe
  - Nebenstrafe (wird neben Freiheits- oder Geldstrafe verhängt, z. B. Fahrverbot)
  - Strafaussetzung auf Bewährung (§ 56 StGB)
  - Verwarnung (§ 59 StGB)
  - Maßregeln der Besserung und Sicherung (§ 61 ff. StGB), z. B. Unterbringung in einem psychiatrischen Krankenhaus, Sicherungsverwahrung oder Berufsverbot

Strafrechtliche Haftungsprüfung

- Tatbestand, Rechtswidrigkeit, Schuld s. S. 118

5. Ausgewählte Straftatbestände

Straftaten gegen das Leben

- **§ 211 StGB Mord**
  (1) Der Mörder wird mit lebenslanger Freiheitsstrafe bestraft.
  (2) Mörder ist, wer aus Mordlust, zur Befriedigung des Geschlechtstriebs, aus Habgier oder sonst aus niedrigen Beweggründen, heimtückisch oder grausam oder mit gemeingefährlichen Mitteln oder um eine andere Straftat zu ermöglichen oder zu verdecken, einen Menschen tötet.
- **§ 212 StGB Totschlag**
  (1) Wer einen Menschen tötet, ohne Mörder zu sein, wird als Totschläger mit Freiheitsstrafe nicht unter fünf Jahren bestraft.
  (2) In besonders schweren Fällen ist auf lebenslange Freiheitsstrafe zu erkennen.
- **§ 216 StGB Tötung auf Verlangen**
  (1) Ist jemand durch das ausdrückliche und ernstliche Verlangen des Getöteten zur Tötung bestimmt worden, so ist auf Freiheitsstrafe von sechs Monaten bis zu fünf Jahren zu erkennen.
  (2) Der Versuch ist strafbar.
- **§ 222 StGB Fahrlässige Tötung**
  Wer durch Fahrlässigkeit den Tod eines Menschen verursacht, wird mit Freiheitsstrafe bis zu fünf Jahren oder mit Geldstrafe bestraft.

Straftaten gegen die körperliche Unversehrtheit

- **§ 223 StGB Körperverletzung**
  (1) Wer eine andere Person körperlich misshandelt oder an der Gesundheit schädigt, wird mit Freiheitsstrafe bis zu fünf Jahren oder mit Geldstrafe bestraft.
  (2) Der Versuch ist strafbar.
- **§ 224 StGB Gefährliche Körperverletzung**
  (1) Wer die Körperverletzung
  1. durch Beibringung von Gift oder anderen gesundheitsschädlichen Stoffen,
  2. mittels einer Waffe oder eines anderen gefährlichen Werkzeugs,
  3. mittels eines hinterlistigen Überfalls,
  4. mit einem anderen Beteiligten gemeinschaftlich oder
  5. mittels einer das Leben gefährdenden Behandlung
  begeht, wird mit Freiheitsstrafe von sechs Monaten bis zu zehn Jahren, in minder schweren Fällen mit Freiheitsstrafe von drei Monaten bis zu fünf Jahren bestraft.
  (2) Der Versuch ist strafbar.
- **§ 225 StGB Misshandlung von Schutzbefohlenen**
  (1) Wer eine Person unter achtzehn Jahren oder eine wegen Gebrechlichkeit oder Krankheit wehrlose Person, die
  1. seiner Fürsorge oder Obhut untersteht,
  2. seinem Hausstand angehört,
  3. von dem Fürsorgepflichtigen seiner Gewalt überlassen worden oder
  4. ihm im Rahmen eines Dienst- oder Arbeitsverhältnisses untergeordnet ist,
  quält oder roh misshandelt, oder wer durch böswillige Vernachlässigung seiner

Pflicht, für sie zu sorgen, sie an der Gesundheit schädigt, wird mit Freiheitsstrafe von sechs Monaten bis zu zehn Jahren bestraft.
(2) Der Versuch ist strafbar.
(3) Auf Freiheitsstrafe nicht unter einem Jahr ist zu erkennen, wenn der Täter die schutzbefohlene Person durch die Tat in die Gefahr
1. des Todes oder einer schweren Gesundheitsschädigung oder
2. einer erheblichen Schädigung der körperlichen oder seelischen Entwicklung bringt.
(4) In minder schweren Fällen des Absatzes 1 ist auf Freiheitsstrafe von drei Monaten bis zu fünf Jahren, in minder schweren Fällen des Absatzes 3 auf Freiheitsstrafe von sechs Monaten bis zu fünf Jahren zu erkennen.

- **§ 226 StGB Schwere Körperverletzung**
  (1) Hat die Körperverletzung zur Folge, dass die verletzte Person
  1. das Sehvermögen auf einem Auge oder beiden Augen, das Gehör, das Sprechvermögen oder die Fortpflanzungsfähigkeit verliert,
  2. ein wichtiges Glied des Körpers verliert oder dauernd nicht mehr gebrauchen kann oder
  3. in erheblicher Weise dauernd entstellt wird oder in Siechtum, Lähmung oder geistige Krankheit oder Behinderung verfällt,
  so ist die Strafe Freiheitsstrafe von einem Jahr bis zu zehn Jahren.
  (2) Verursacht der Täter eine der in Absatz 1 bezeichneten Folgen absichtlich oder wissentlich, so ist die Strafe Freiheitsstrafe nicht unter drei Jahren.
  (3) In minder schweren Fällen des Absatzes 1 ist auf Freiheitsstrafe von sechs Monaten bis zu fünf Jahren, in minder schweren Fällen des Absatzes 2 auf Freiheitsstrafe von einem Jahr bis zu zehn Jahren zu erkennen.
- **§ 227 StGB Körperverletzung mit Todesfolge**
  (1) Verursacht der Täter durch die Körperverletzung (§§ 223 bis 226) den Tod der verletzten Person, so ist die Strafe Freiheitsstrafe nicht unter drei Jahren.
  (2) In minder schweren Fällen ist auf Freiheitsstrafe von einem Jahr bis zu zehn Jahren zu erkennen.
- **§ 229 Fahrlässige Körperverletzung**
  Wer durch Fahrlässigkeit die Körperverletzung einer anderen Person verursacht, wird mit Freiheitsstrafe bis zu drei Jahren oder mit Geldstrafe bestraft.

Straftaten gegen die persönliche Freiheit

- **§ 239 StGB Freiheitsberaubung**
  (1) Wer einen Menschen einsperrt oder auf andere Weise der Freiheit beraubt, wird mit Freiheitsstrafe bis zu fünf Jahren oder mit Geldstrafe bestraft.
  (2) Der Versuch ist strafbar.
  (3) Auf Freiheitsstrafe von einem Jahr bis zu zehn Jahren ist zu erkennen, wenn der Täter
  1. das Opfer länger als eine Woche der Freiheit beraubt oder
  2. durch die Tat oder eine während der Tat begangene Handlung eine schwere Gesundheitsschädigung des Opfers verursacht.

(4) Verursacht der Täter durch die Tat oder eine während der Tat begangene Handlung den Tod des Opfers, so ist die Strafe Freiheitsstrafe nicht unter drei Jahren.
(5) In minder schweren Fällen des Absatzes 3 ist auf Freiheitsstrafe von sechs Monaten bis zu fünf Jahren, in minder schweren Fällen des Absatzes 4 auf Freiheitsstrafe von einem Jahr bis zu zehn Jahren zu erkennen.

Straftaten gegen die Ehre

- **§ 185 StGB Beleidigung**
  Die Beleidigung wird mit Freiheitsstrafe bis zu einem Jahr oder mit Geldstrafe und, wenn die Beleidigung mittels einer Tätlichkeit begangen wird, mit Freiheitsstrafe bis zu zwei Jahren oder mit Geldstrafe bestraft.
- **§ 186 StGB Üble Nachrede**
  Wer in Beziehung auf einen anderen eine Tatsache behauptet oder verbreitet, welche denselben verächtlich zu machen oder in der öffentlichen Meinung herabzuwürdigen geeignet ist, wird, wenn nicht diese Tatsache erweislich wahr, mit Freiheitsstrafe bis zu einem Jahr oder mit Geldstrafe und, wenn die Tat öffentlich oder durch Verbreiten von Schriften (§ 11 Abs. 3) begangen ist, mit Freiheitsstrafe bis zu zwei Jahren oder mit Geldstrafe bestraft.
- **§ 187 StGB Verleumdung**
  Wer wider besseres Wissen in Beziehung auf einen anderen eine unwahre Tatsache behauptet oder verbreitet, welche denselben verächtlich zu machen oder in der öffentlichen Meinung herabzuwürdigen oder dessen Kredit zu gefährden geeignet ist, wird mit Freiheitsstrafe bis zu zwei Jahren oder mit Geldstrafe und, wenn die Tat öffentlich, in einer Versammlung oder durch Verbreiten von Schriften (§ 11 Abs. 3) begangen ist, mit Freiheitsstrafe bis zu fünf Jahren oder mit Geldstrafe bestraft.
- **§ 189 StGB Verunglimpfung des Andenkens Verstorbener**
  Wer das Andenken eines Verstorbenen verunglimpft, wird mit Freiheitsstrafe bis zu zwei Jahren oder mit Geldstrafe bestraft.

Straftaten gegen den persönlichen Lebens- und Geheimnisbereich

- **§ 202 StGB Verletzung des Briefgeheimnisses**
  (1) Wer unbefugt
  1. einen verschlossenen Brief oder ein anderes verschlossenes Schriftstück, die nicht zu seiner Kenntnis bestimmt sind, öffnet oder
  2. sich vom Inhalt eines solchen Schriftstücks ohne Öffnung des Verschlusses unter Anwendung technischer Mittel Kenntnis verschafft,
  wird mit Freiheitsstrafe bis zu einem Jahr oder mit Geldstrafe bestraft, wenn die Tat nicht in § 206 mit Strafe bedroht ist.
  (2) Ebenso wird bestraft, wer sich unbefugt vom Inhalt eines Schriftstücks, das nicht zu seiner Kenntnis bestimmt und durch ein verschlossenes Behältnis gegen Kenntnisnahme besonders gesichert ist, Kenntnis verschafft, nachdem er dazu das Behältnis geöffnet hat.
  (3) Einem Schriftstück im Sinne der Absätze 1 und 2 steht eine Abbildung gleich.

- **§ 203 StGB Verletzung von Privatgeheimnissen**
  (1) Wer unbefugt ein fremdes Geheimnis, namentlich ein zum persönlichen Lebensbereich gehörendes Geheimnis oder ein Betriebs- oder Geschäftsgeheimnis, offenbart, das ihm als
  1. Arzt, Zahnarzt, Tierarzt, Apotheker oder Angehörigen eines anderen Heilberufs, der für die Berufsausübung oder die Führung der Berufsbezeichnung eine staatlich geregelte Ausbildung erfordert, …
  anvertraut worden oder sonst bekannt geworden ist, wird mit Freiheitsstrafe bis zu einem Jahr oder mit Geldstrafe bestraft. …
  (4) Die Absätze 1 bis 3 sind auch anzuwenden, wenn der Täter das fremde Geheimnis nach dem Tod des Betroffenen unbefugt offenbart.
  (5) Handelt der Täter gegen Entgelt oder in der Absicht, sich oder einen anderen zu bereichern oder einen anderen zu schädigen, so ist die Strafe Freiheitsstrafe bis zu zwei Jahren oder Geldstrafe.
- **§ 123 StGB Hausfriedensbruch**
  (1) Wer in die Wohnung, in die Geschäftsräume oder in das befriedete Besitztum eines anderen oder in abgeschlossene Räume, welche zum öffentlichen Dienst oder Verkehr bestimmt sind, widerrechtlich eindringt, oder wer, wenn er ohne Befugnis darin verweilt, auf die Aufforderung des Berechtigten sich nicht entfernt, wird mit Freiheitsstrafe bis zu einem Jahr oder mit Geldstrafe bestraft.
  (2) Die Tat wird nur auf Antrag verfolgt.

Straftaten gegen das Eigentum

- **§242 StGB Diebstahl**
  (1) Wer eine fremde bewegliche Sache einem anderen in der Absicht wegnimmt, die Sache sich oder einem Dritten rechtswidrig zuzueignen, wird mit Freiheitsstrafe bis zu fünf Jahren oder mit Geldstrafe bestraft.
  (2) Der Versuch ist strafbar.
- **§ 246 StGB Unterschlagung**
  (1) Wer eine fremde bewegliche Sache sich oder einem Dritten rechtswidrig zueignet, wird mit Freiheitsstrafe bis zu drei Jahren oder mit Geldstrafe bestraft, wenn die Tat nicht in anderen Vorschriften mit schwererer Strafe bedroht ist.
  (2) Ist in den Fällen des Absatzes 1 die Sache dem Täter anvertraut, so ist die Strafe Freiheitsstrafe bis zu fünf Jahren oder Geldstrafe.
  (3) Der Versuch ist strafbar.
- **§ 263 StGB Betrug**
  (1) Wer in der Absicht, sich oder einem Dritten einen rechtswidrigen Vermögensvorteil zu verschaffen, das Vermögen eines anderen dadurch beschädigt, dass er durch Vorspiegelung falscher oder durch Entstellung oder Unterdrückung wahrer Tatsachen einen Irrtum erregt oder unterhält, wird mit Freiheitsstrafe bis zu fünf Jahren oder mit Geldstrafe bestraft.
  (2) Der Versuch ist strafbar.
  (3) In besonders schweren Fällen ist die Strafe Freiheitsstrafe von sechs Monaten bis zu zehn Jahren. …

- **§ 266 StGB Untreue**
  (1) Wer die ihm durch Gesetz, behördlichen Auftrag oder Rechtsgeschäft eingeräumte Befugnis, über fremdes Vermögen zu verfügen oder einen anderen zu verpflichten, missbraucht oder die ihm kraft Gesetzes, behördlichen Auftrags, Rechtsgeschäfts oder eines Treueverhältnisses obliegende Pflicht, fremde Vermögensinteressen wahrzunehmen, verletzt und dadurch dem, dessen Vermögensinteressen er zu betreuen hat, Nachteil zufügt, wird mit Freiheitsstrafe bis zu fünf Jahren oder mit Geldstrafe bestraft. …

Urkundenfälschung

- **§ 267 StGB Urkundenfälschung**
  (1) Wer zur Täuschung im Rechtsverkehr eine unechte Urkunde herstellt, eine echte Urkunde verfälscht oder eine unechte oder verfälschte Urkunde gebraucht, wird mit Freiheitsstrafe bis zu fünf Jahren oder mit Geldstrafe bestraft.
  (2) Der Versuch ist strafbar.
  (3) In besonders schweren Fällen ist die Strafe Freiheitsstrafe von sechs Monaten bis zu zehn Jahren. …

Gemeingefährliche Straftaten

- **§ 323 c StGB Unterlassene Hilfeleistung**
  Wer bei Unglücksfällen oder gemeiner Gefahr oder Not nicht Hilfe leistet, obwohl dies erforderlich und ihm den Umständen nach zuzumuten, insbesondere ohne erhebliche eigene Gefahr und ohne Verletzung anderer wichtiger Pflichten möglich ist, wird mit Freiheitsstrafe bis zu einem Jahr oder mit Geldstrafe bestraft.

Notizen

6. Schweigepflicht

Rechtsgrundlage

- **§ 203 StGB Verletzung von Privatgeheimnissen**
  (1) Wer unbefugt ein fremdes Geheimnis, namentlich ein zum persönlichen Lebensbereich gehörendes Geheimnis oder ein Betriebs- oder Geschäftsgeheimnis, offenbart, das ihm als
  1. Arzt, Zahnarzt, Tierarzt, Apotheker oder Angehörigen eines anderen Heilberufs, der für die Berufsausübung oder die Führung der Berufsbezeichnung eine staatlich geregelte Ausbildung erfordert, ...
  anvertraut worden oder sonst bekannt geworden ist, wird mit Freiheitsstrafe bis zu einem Jahr oder mit Geldstrafe bestraft...
  (3) ... Den in Absatz 1 und Satz 1 Genannten stehen ihre berufsmäßig tätigen Gehilfen und die Personen gleich, die bei ihnen zur Vorbereitung auf den Beruf tätig sind...

! Die Schweigepflicht ist durch § 203 StGB garantiert und damit für alle Gesundheitsberufe, also auch für Altenpfleger/-innen und Altenpflegehelfer/-innen bindend; dies gilt auch für Pflegeschüler/-innen!

Verletzungen der Schweigepflicht

- Unbefugtes Offenbaren eines Privatgeheimnisses, z. B.
  - vertrauliche Mitteilungen des Bewohners und Patienten
  - Weitergabe von biografischen Daten
  - Weitergabe von Krankheitsdaten und Untersuchungsbefunden
  - Ausplaudern von persönlichen und familiären Verhältnissen
  - Ausplaudern von Einkommensverhältnissen
  - offenes Liegenlassen von Dokumentationsunterlagen

Entbindung von der Schweigepflicht

- Einwilligung durch den Bewohner und Patienten
- Mutmaßliche Einwilligung des Bewohners und Patienten, z. B. bei Bewusstlosigkeit
- Bei anonymisierten Daten, z. B. bei Fallbesprechungen in der Altenpflegeschule oder zu statistischen Zwecken

Offenbarungspflicht

- Meldung von Seuchen und meldepflichtigen Krankheiten (IfSG §§ 16–19)
- Bei geplanten schweren Straftaten (§ 138 StGB)

Offenbarungsrecht

- Rechtfertigender Notstand nach § 34 StGB (z. B. Benachrichtigung der Polizei, um einen an Demenz erkrankten Bewohner zu suchen)

! Bei der Ausübung des Berufs im Pflegealltag ist die (notwendige) Weitergabe und erforderliche Dokumentation von Daten zur Pflege, Betreuung und Behandlung im professionellen Team erlaubt.

Verschwiegenheitspflicht

Die Verschwiegenheitspflicht ist nicht gleichzusetzen mit der Schweigepflicht. Hierbei handelt es sich um eine arbeitsrechtliche Regelung. Im Arbeits- oder Ausbildungsvertrag sind die Arbeitnehmer und Auszubildenden verpflichtet, über betriebsinterne Dinge Stillschweigen zu wahren:

- Arbeitsvertrag (z.B. § 3 Abs. 1 TVöD, § 9 BAT-KF, § 5 Abs. 1 AVR Caritas)
- Ausbildungsvertrag
- § 16 Abs. 3 AltPflG (Schweigepflicht, Betriebsgeheimnisse)

Datenschutz

Die Erhebung, Speicherung und Weitergabe personenbezogener Daten unterliegen dem Datenschutz; diese datenschutzrechtliche Verpflichtung tangiert auch die Schweigepflicht von Pflegenden:

- Bundesdatenschutzgesetz
- Datenschutzgesetze der Bundesländer

Schweigepflicht in Berufsordnungen

Auch die Berufsordnungen (z.B. in Bremen und dem Saarland) verpflichten die professionell Pflegenden zur Schweigepflicht und Verschwiegenheit.

Auszug aus dem § 5 der Berufsordnung für Gesundheits- und Krankenpflegerinnen, Gesundheits- und Krankenpfleger, Gesundheits- und Kinderkrankenpflegerinnen und Gesundheits- und Kinderkrankenpfleger im Lande Bremen vom 1. Oktober 2004:

Spezielle Berufspflichten
a) Schweigepflicht
Die professionell Pflegenden sind grundsätzlich zur Verschwiegenheit über alle ihnen in Ausübung ihres Berufes anvertrauten oder bekannt gewordenen Geheimnisse der ihnen anvertrauten Patientinnen und Patienten und deren Bezugspersonen verpflichtet.

Inform@tionen

http://www.aerztekammer-bw.de

Berufsordnung: http://www.soziales.bremen.de

1. Arbeitsrecht im Überblick

Wesen

- Individualarbeitsrecht: Regelungen der Rechtsbeziehungen zwischen Arbeitgeber und Arbeitnehmer
- Kollektivarbeitsrecht:
  - Regelungen zwischen Gruppen von Arbeitgebern (Gewerkschaften) und Arbeitnehmern (Arbeitgeberverbänden)
  - Regelungen zwischen Vertretungsorganen (Betriebs- oder Personalrat) und Arbeitgebern

Rechtsquellen

- Europarecht
- Grundgesetz, z. B. Art. 3 GG (Gleichheit) und Art. 9 GG (Koalitionsfreiheit)
- Gesetze, z. B. Arbeitszeitgesetz, Bundesurlaubsgesetz, Jugendarbeitsschutzgesetz, Kündigungsschutzgesetz, Mutterschutzgesetz, Tarifvertragsgesetz, Betriebsverfassungsgesetz, Mitbestimmungsgesetz, Berufsbildungsgesetz, Altenpflegegesetz
- Verordnungen, z. B. Ausbildungsverordnungen, Ausbildungs- und Prüfungsordnung
- Tarifverträge, z. B. Tarifvertrag öffentlicher Dienst (TVöD)
- Betriebsvereinbarungen und Dienstanweisungen
- Arbeitsvertrag

Überblick

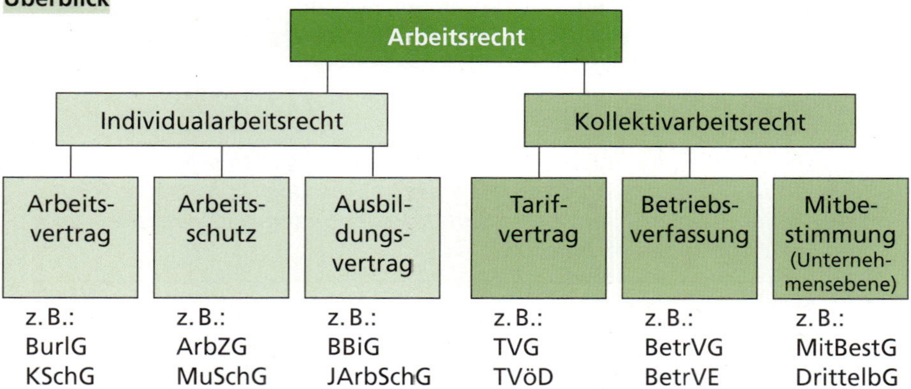

Inform@tionen

http://www.arbeitsrecht.de

http://www.bmas.de

2. Ausbildung als Altenpflegehelfer/-in

Rechtsgrundlage

- Schulverordnungen und Prüfungsverordnungen der Länder

Ausbildungsziel

- Staatlich geprüfte(r) Altenpflegehelfer/-in
- Kenntnisse, Fähigkeiten und Fertigkeiten für eine **qualifizierte Mitwirkung** bei der Betreuung, Versorgung und Pflege gesunder und kranker Menschen, insbesondere pflegerische und soziale Aufgaben **unter Anleitung einer Pflegekraft**

Ausbildungsdauer

- Ein Jahr

Zugangsvoraussetzungen (am Beispiel Rheinland-Pfalz)

- Mindestens 16 Jahre alt
- Hauptschulabschluss
  plus Nachweis einer beruflichen Vorbildung durch
  - eine abgeschlossene mindestens zweijährige Berufsausbildung oder
  - eine mindestens einjährige praktische Tätigkeit in sozialpflegerischen Einrichtungen der Altenhilfe oder
  - ein freiwilliges soziales Jahr in der Sozialpflege oder
  - der Abschluss der Berufsfachschule I Gesundheit und Pflege oder
  - eine mindestens dreijährige hauptberufliche Tätigkeit oder
  - das mindestens zweijährige Führen eines Familienhaushaltes mit mindestens einer pflegebedürftigen Person
- Gesundheitliche Eignung

Ausbildungsverhältnis

- Schriftlicher Ausbildungsvertrag mit einer Einrichtung der Altenhilfe
- Angemessene Ausbildungsvergütung

Ausbildung (am Beispiel Rheinland-Pfalz)

- 800 Stunden theoretischer und praktischer Unterricht an der Altenpflegeschule
- Mind. 850 Stunden praktische Ausbildung in einer Einrichtung der Altenhilfe

Abschlussprüfung (am Beispiel Rheinland-Pfalz)

- Schriftliche Prüfung: drei Prüfungsarbeiten à 120 Minuten
- Mündliche Prüfung
- Praktische Prüfung (i. d. R. vor Ort in der Einrichtung bzw. Wohnung)

3. Ausbildung als Altenpfleger/-in

Rechtsgrundlage

- AltPflG
- AltPflAPrV

Ausbildungsziel

- Altenpfleger/-in
- Kenntnisse, Fähigkeiten und Fertigkeiten zur selbstständigen und eigenverantwortlichen Pflege einschließlich der Beratung, Begleitung und Betreuung alter Menschen (§ 3 AltPflG)

Ausbildungsdauer

- Drei Jahre, unabhängig vom Zeitpunkt der staatlichen Prüfung (§ 4, Abs. 1 AltPflG)
- Teilzeitform – bis zu fünf Jahre Dauer – möglich (§ 4 Abs. 5 AltPflG)
- Sechs Monate Probezeit (§ 18 AltPflG)
- Verkürzung der Ausbildungsdauer ggf. auf Antrag möglich (§ 7 AltPflG)
- Anrechnung: Jahresurlaub (bis zu sechs Wochen) sowie Unterbrechungen durch Krankheit von bis zu zwölf Wochen über drei Jahre (§ 8 AltPflG)

Zugangsvoraussetzungen (§ 6 AltPflG)

- Realschulabschluss bzw. ein als gleichwertig anerkannter Bildungsabschluss oder
  - Hauptschulabschluss plus eine andere, mindestens zweijährige Berufsausbildung oder
  - Hauptschulabschluss plus Ausbildung zur Staatlich geprüften Altenpflegehelferin/zum Staatlich geprüften Altenpflegehelfer bzw. Krankenpflegehelfer/-in
- Gesundheitliche Eignung

Ausbildungsverhältnis (§ 13 ff. AltPflG)

- Schriftlicher Ausbildungsvertrag
- Vertragspartner: Träger der praktischen Ausbildung und Schüler/-in
- Zustimmung der Altenpflegeschule notwendig
- Angemessene Ausbildungsvergütung, deren Kosten in den Pflegesätzen berücksichtigt werden können

Ausbildungsstruktur

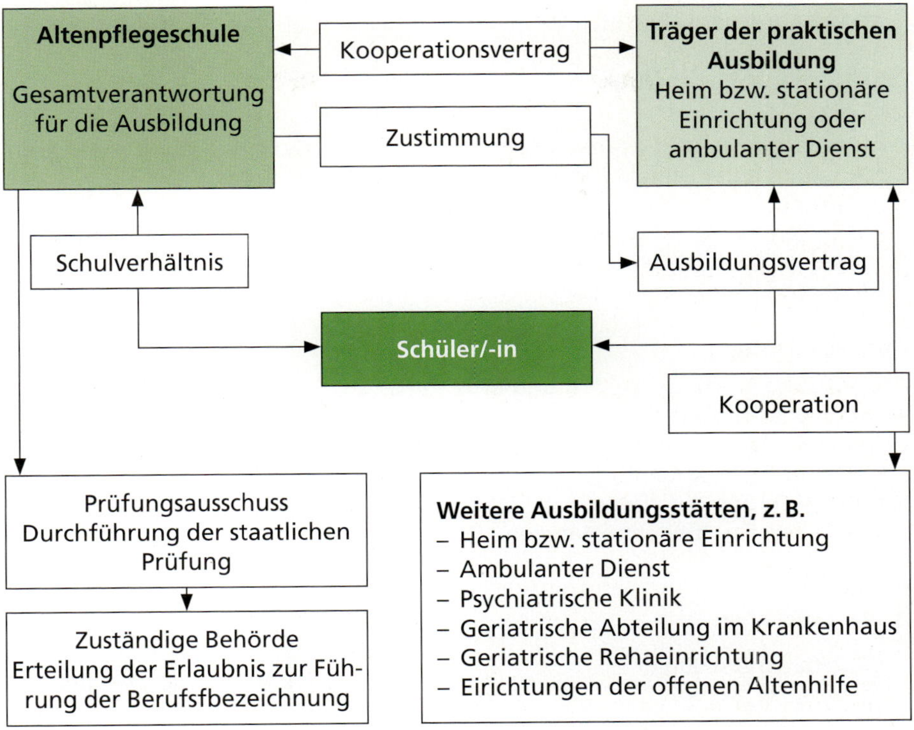

Theoretischer und praktischer Unterricht an der Altenpflegeschule

- Mindestens 2 100 Stunden
- Lernbereiche (Anlage 1 zu § 1 Abs. 1 AltPflAPrV)
  - Aufgaben und Konzepte in der Altenpflege
  - Unterstützung alter Menschen bei der Lebensgestaltung
  - Rechtliche und institutionelle Rahmenbedingungen altenpflegerischer Arbeit
  - Altenpflege als Beruf
- Untergliederung der Lernbereiche in Lernfelder
- Jahreszeugnis

Praktische Ausbildung

- Insgesamt mindestens 2 500 Stunden
- Mindestens 2 000 Stunden im Heim bzw. stationärer Pflegeeinrichtung und ambulanten Dienst (Träger der praktischen Ausbildung)
- Mindestens 500 Stunden in anderen Einrichtungen der Altenhilfe (vgl. Ausbildungsstruktur)
- Ausbildungsplan
- Ausbildungsbescheinigung

- Praxisanleiter/-in (s. u.)
- Praxisbegleitung durch die Lehrkräfte der Altenpflegeschule
- Kooperation der Lehrkräfte der Altenpflegeschule mit Praxisanleiter/-in

Praxisanleiter/-in

- Qualifikation:
  Altenpfleger/-in oder Krankenpfleger/-in mit mindestens zweijähriger Berufserfahrung und der Fähigkeit zur Praxisanleitung (Fortbildung)
- Aufgaben:
  - Schrittweise Heranführung der Schülerin bzw. des Schülers an die eigenständige Wahrnehmung der beruflichen Aufgaben
  - Beratende Funktion bei der praktischen Prüfung

Abschlussprüfung

- Schriftliche Prüfung: Drei Prüfungsarbeiten à 120 Minuten in drei Lernfeldern
- Mündliche Prüfung: Ca. 30 Minuten in drei Lernfeldern
- Praktische Prüfung (i. d. R. vor Ort in der Einrichtung bzw. Wohnung):
  - Schriftliche Ausarbeitung einer Pflegeplanung
  - Durchführung der Pflege
  - Reflexion der Pflegemaßnahmen

Inform@tionen

http://www.bmfsfj.de

http://www.kda.de

Notizen

4. Arbeitsvertrag

Rechtsgrundlage

- Der Arbeitsvertrag ist eine spezielle Form des Dienstvertrages nach § 611 (1) BGB.
- Grundsätzlich ein Einzelvertrag; oft bilden Vereinbarungen in Tarifverträgen die Basis der Arbeitsverträge (Kollektiv-Arbeitsrecht).

Pflichten

des Arbeitnehmers:

- Arbeitskraft zur Verfügung stellen
- Nebenpflichten, z. B. Treue- , Gehorsams- und Schweigepflicht

des Arbeitgebers (natürliche oder juristische Person):

- Vereinbartes Arbeitsentgelt zahlen
- Andere Pflichten, z. B. Lohnsteuer- und Sozialversicherungspflicht
- Fürsorge- und Schutzvorschriften, z. B. Arbeitszeitgesetz oder Kündigungsschutzgesetz

Form

- Grundsätzlich formfrei
- i. d. R. schriftlich (Pflicht, wenn andere Rechtsvorschriften dies ausdrücklich vorsehen, z. B. ein Tarifvertrag)
- Wenn kein schriftlicher Arbeitsvertrag, Pflicht des Arbeitgebers innerhalb eines Monats eine unterschriebene Niederschrift über die Arbeitsbedingungen auszuhändigen, die vom Arbeitnehmer unterschrieben werden muss (§ 2 Nachweisgesetz).

Mindestinhalte

- Name und Anschrift der Vertragspartner
- Beginn des Arbeitsverhältnisses
- Beschreibung der Tätigkeit
- Zusammensetzung, Höhe und Fälligkeit des Entgelts
- die Arbeitszeit
- Dauer des Erholungsurlaubs
- Probezeit (bis zu sechs Monate mit kürzeren Kündigungsfristen)
- Kündigungsfristen
- Hinweise auf Tarifverträge und Betriebsvereinbarungen
- bei befristeten Arbeitsverhältnissen die voraussichtliche Dauer

Inform@tionen

http://www.gruenderleitfaden.de

5. Arbeitszeiten

Rechtsgrundlage

- Arbeitszeitgesetz (ArbZG)
- Tarifvertragliche Regelungen, z. B. TvöD, Haustarifverträge

Dauer der Arbeitszeit nach ArbZG

- Täglich 8 Stunden, höchstens 10 Stunden (§ 3 ArbZG)
- Wöchentlich höchstens 48 Stunden, wenn in einem Ausgleichszeitraum von bis zu 6 Monaten oder 24 Wochen im Durchschnitt 8 Stunden (§ 4 ArbZG)
- Zwischen zwei Arbeitstagen mind. 11 Stunden Ruhezeiten (§ 3 ArbZG)
  Kürzung der Ruhezeiten in der Pflege auf 10 Stunden – bei Ausgleichserhöhung auf 12 Stunden innerhalb eines Monats
  Kürzungen der Ruhezeit durch Inanspruchnahme während der Rufbereitschaft, die nicht mehr als die Hälfte der Ruhezeit betragen – bei Ausgleich zu anderen Zeiten (§5 ArbZG)
- Bei 6 bis 9 Stunden Arbeit 30 Minuten Pause (§ 4 ArbZG)
- Ab 9 Stunden Arbeit 45 Minuten Pause (§ 4 ArbZG)
- Pausen von jeweils mindestens 15 Minuten (§ 4 ArbZG)
  Pausenaufteilung in Schichtbetrieben auf Kurzpausen von angemessener Dauer möglich
- Bereitschaftsdienst in Diensträumen ist Arbeitszeit (Urteil des Europäischen Gerichtshofs 2001).
- Rufbereitschaft (Arbeitnehmer muss nicht anwesend, sondern nur jederzeit erreichbar sein) zählt nicht als Arbeitszeit, nur der tatsächliche Arbeitseinsatz.

Nacht- und Schichtarbeit nach ArbZG

- Nachtarbeit ist Arbeit, die mehr als zwei Stunden der Nachtzeit (von 23 bis 6 Uhr) umfasst (§ 2 ArbZG).
- Tägliche Arbeitszeit bei Nachtarbeit acht Stunden; Verlängerung auf zehn Stunden, wenn innerhalb eines Monats oder vier Wochen acht Stunden nicht überschritten werden (§ 6 ArbZG).
- Für geleistete Nachtarbeit angemessene Zahl befreiter Tage oder Entgeltzuschlag (§ 6 ArbZG)
- Recht auf regelmäßige arbeitsmedizinische Untersuchungen (§ 6 ArbZG)
- Recht auf Tagesarbeitsplatz, wenn
  - Gesundheit gefährdet,
  - Kind unter zwölf Jahren betreut werden muss,
  - schwerpflegebedürftiger Angehöriger versorgt werden muss (§ 6 ArbZG).

Sonn- und Feiertagsruhe nach ArbZG

- An Sonn- und Feiertagen prinzipiell keine Beschäftigung (§ 10 ArbZG)
  Beschäftigung in der Pflege und Betreuung erlaubt
- Mindestens 15 Sonntage im Jahr beschäftigungsfrei (§ 11 ArbZG)

- Ersatzruhetag für Sonntagsarbeit innerhalb von zwei Wochen (§ 11 ArbZG)
- Ersatzruhetag für Feiertagsarbeit innerhalb von acht Wochen (§ 11 ArbZG)

! In **Notfällen** darf bei der Pflege und Betreuung von Personen von den Bestimmungen des Arbeitszeitgesetzes abgewichen werden, wenn dem Arbeitgeber andere Vorkehrungen nicht zugemutet werden können (§ 14 ArbZG).

Arbeitszeitreglungen nach Tarifvertrag für den öffentlichen Dienst (TvöD)

In Tarifverträgen können vom Arbeitsschutzgesetz abweichende Regelungen über die Arbeitszeiten vereinbart werden.

Abschnitt Arbeitszeitregelungen aus dem TvöD vom 13. September 2005 (Auszug)[1]:

Abschnitt II

Arbeitszeit

§ 6

Regelmäßige Arbeitszeit

(1) Die regelmäßige Arbeitszeit beträgt ausschließlich der Pausen für

a) die Beschäftigten des Bundes durchschnittlich 39 Stunden wöchentlich,

b) die Beschäftigten der Mitglieder eines Mitgliedverbandes der VKA im Tarifgebiet West durchschnittlich 38,5 Stunden wöchentlich, im Tarifgebiet Ost durchschnittlich 40 Stunden wöchentlich; im Tarifgebiet West können sich die Tarifvertragsparteien auf landesbezirklicher Ebene darauf einigen, die regelmäßige wöchentliche Arbeitszeit auf bis zu 40 Stunden zu verlängern.

i **Inform@tionen**

http://www.gesetze-im-internet.de/bundesrecht/arbzg/gesamt.pdf

http://www.bundesangestelltentarifvertrag.de

1 TvöD gilt nicht für Auszubildende, Schülerinnen/Schüler in der Gesundheits- und Krankenpflege, Gesundheits- und Kinderkrankenpflege, Entbindungspflege und Altenpflege sowie Volontärinnen/Volontäre und Praktikantinnen/Praktikanten.

6. Abmahnung

Funktion

- Aufforderung an Arbeitnehmer, ein bestimmtes Verhalten künftig zu unterlassen
- Hinweisfunktion: Konkretes Fehlverhalten (Art, Ort, Zeit) und Hinweis zum richtigen Verhalten
- Warnfunktion: Gefährdung des Arbeitsverhältnisses im Falle der Wiederholung des Fehlverhaltens (Auswirkungen, Androhung der Kündigung)

Gründe

- Störungen im Leistungsbereich, z. B.
  - wiederholte Unpünktlichkeit am Arbeitsplatz
  - Verstoß gegen Rauch- oder Alkoholverbot
  - mangelhafte Arbeitsleistungen oder Arbeitsverweigerung
- Störungen im Vertrauensbereich, z. B.
  - Betrug, Diebstahl, Untreue
  - Beleidigungen

Form

- Formfrei, Schriftform aber empfehlenswert
- Anhörung des Arbeitnehmers nicht erforderlich
- Betriebsrat hat keine Anhörungs,- Mitwirkungs- und Mitbestimmungsrechte.

Frist

- Nicht an Frist gebunden
- Aber: Recht auf Abmahnung verwirkt, wenn längere Zeit seit Fehlverhalten verstrichen

Berechtigte

- Arbeitgeber (Träger einer Einrichtung)
- Führungskräfte und Vorgesetze mit Anweisungsbefugnissen

Wirkungsdauer

- Keine bestimmte Frist (nach Art der Verfehlung)
- BAG: bei geringfügigen Verfehlung „Löschung" nach zwei Jahren

Rechte des Arbeitnehmers

- Bei unberechtigter Abmahnung, Entfernung aus Personalakte verlangen bzw. beim Arbeitsgericht einklagen
- Recht auf Gegendarstellung und Aufnahme dieser in die Personalakte
- Beschwerderecht beim Betriebsrat oder gegenüber dem Arbeitgeber

7. Kündigung und Kündigungsschutz

Rechtsgrundlage

- Allgemeiner Kündigungsschutz: Kündigungsschutzgesetz (KSchG), § 622 ff. BGB
- Besonderer Kündigungsschutz: MuSchG, SGB IX, ArbPlSchG, BerzGG, ZDG
- Ggf. tarifvertragliche Regelungen

Beendigung des Arbeitsverhältnisses durch

- Auslaufen eines befristeten Arbeitsvertrages
- Aufhebungsvertrag im gegenseitigen Einvernehmen von Arbeitgeber und Arbeitnehmer
- Erreichen einer bestimmten Altersgrenze
- Tod des Arbeitnehmers
- **Kündigung des Arbeitsvertrages** durch Arbeitgeber oder Arbeitnehmer

Ordentliche Kündigung	Außerordentliche Kündigung
Schriftlich – nicht elektronisch! (§ 623 BGB)	**Schriftlich** – nicht elektronisch! (§ 623 BGB)
Einhaltung einer gesetzlichen, tarifvertraglichen oder einzelvertraglich vereinbarten **Kündigungsfrist**	**Fristlos**
Ohne Angabe von Gründen (außer wenn in einem Tarifvertrag, einer Betriebsvereinbarung oder einer einzelvertraglichen Vereinbarung vorgeschrieben)	**Wichtiger Grund** (§626 BGB), der nicht länger als zwei Wochen zurückliegen darf
Anhörung des Betriebsrats (§ 102 BetrVG) – **bzw. des Personalrats**	**Anhörung des Betriebsrats** (§ 102 BetrVG) – **bzw. des Personalrats**

Kündigungsfristen nach § 622 BGB

- Frist beginnt am Tag nach dem Zugang der Kündigung (§ 187 Abs. 1 BGB)
- Grundkündigungsfrist: vier Wochen (28 Kalendertage) zum 15. oder zum Ende eines Kalendermonats
- Während der Probezeit bis zu sechs Monaten: zwei Wochen
- Kündigung durch Arbeitnehmer: Grundkündigungsfrist oder nach tarifvertraglich oder einzelvertraglich vereinbarten Kündigungsfristen

Ordentliche Kündigung durch Arbeitgeber								
Betriebszugehörigkeit in Jahren[1]	unter 2	ab 2	ab 5	ab 8	ab 10	ab 12	ab 15	ab 20
Kündigungsfrist[2]	4 Wo	1 Mo	2 Mo	3 Mo	4 Mo	5 Mo	6 Mo	7 Mo

1 Beschäftigungszeiten ab dem 25. Lebensjahr
2 Ev. längere tarifvertragliche oder einzelvertragliche Kündigungsfristen

Außerordentliche Kündigung

- § 626 BGB Fristlose Kündigung aus wichtigem Grund
  (1) Das Dienstverhältnis kann von jedem Vertragsteil aus wichtigem Grund ohne Einhaltung einer Kündigungsfrist gekündigt werden, wenn Tatsachen vorliegen, auf Grund derer dem Kündigenden unter Berücksichtigung aller Umstände des Einzelfalles und unter Abwägung der Interessen beider Vertragsteile die Fortsetzung des Dienstverhältnisses bis zum Ablauf der Kündigungsfrist oder bis zu der vereinbarten Beendigung des Dienstverhältnisses nicht zugemutet werden kann.
- Wichtige Gründe, z. B.:
  - Falsche Zeugnisse oder Bescheinigungen
  - Unterschlagung, Betrug oder Diebstahl
  - Arbeitsverweigerung
  - Grob fahrlässige oder vorsätzliche Schädigung des Betriebes
  - Grobe Beleidigungen oder Körperverletzung
  - Mobbing, Belästigung oder sexuelle Nötigung
  - Alkohol-, Drogen- oder Medikamentenmissbrauch
  - Ausstehende Lohnzahlungen

Kündigungsschutzgesetz

- Gilt für volljährige Arbeitnehmer in Betrieben mit mehr als zehn Arbeitnehmern, die mindestens sechs Monate im Betrieb beschäftigt sind (für Altverträge vor dem 01.01.2004 gilt noch die Reglung mit mehr als fünf Arbeitnehmern).
- Soziale Rechtfertigung erforderlich:
  - Personenbedingte Kündigung: z. B. Dauererkrankung oder häufige Kurzerkrankungen, fehlende körperliche oder geistige Eignung
  - Verhaltensbedingte Kündigung: z. B. Arbeitsverweigerung, ständiges Zuspätkommen, Vortäuschen der Arbeitsunfähigkeit

    > **!** Grundsätzlich ist bei verhaltensbedingter Kündigung eine erfolglose **Abmahnung** erforderlich!

  - Betriebsbedingte Kündigung: z.B. Auftrags- und Belegungsrückgang, Schließung der Einrichtung

    > **!** Bei der betriebsbedingten Kündigung von mehreren Arbeitnehmern muss nach § 1 Abs. 3 Satz 1 KSchG eine **Sozialauswahl** stattfinden: nach Dauer der Betriebszugehörigkeit, des Lebensalters, der Unterhaltspflichten und der Schwerbehinderung.

Abfindung nach § 1a KSchG

- Bei betriebsbedingter Kündigung kann der Arbeitnehmer zwischen einer Kündigungsschutzklage oder einer Abfindung wählen.
- Voraussetzung: Hinweis des Arbeitgebers auf die Abfindung, wenn der Arbeitnehmer die dreiwöchige Frist zur Erhebung der Kündigungsschutzklage verstreichen lässt.
- Höhe: 0,5 Monatsverdienste für jedes Beschäftigungsjahr

Kündigungsschutzklage

- Innerhalb von 3 Wochen nach Zugang der schriftlichen Kündigung vor dem zuständigen Arbeitsgericht (§ 4 KSchG)
- Klage auf Feststellung des Fortbestehens des Arbeitsverhältnisses, weil die Kündigung sozial ungerecht oder unwirksam ist.

Besonderer Kündigungsschutz

Arbeitnehmergruppen	Die Kündigung ist unzulässig
Mitglieder des Betriebsrates und der Jugendvertretung	während und ein Jahr nach der Amtszeit (§ 15 KSchG)
Schwangere und Mütter nach der Entbindung	während der Schwangerschaft und zwei Monate nach Ablauf der Mutterschutzfrist (§ 9 Abs. 1 MuSchG)
Mütter oder Väter während der Elternzeit (Erziehungsurlaub)	während der Elternzeit (§ 18 BErzGG)
Schwerbehinderte	ohne Zustimmung des Integrationsamtes (SGB IX)
Wehrpflichtige und Zivildienstleistende	während der Dienstzeit und Wehrübungen (§ 2ArbPlSchG bzw. § 78 ZDG)

Inform@tionen

Publikationen und Downloads unter: http://www.bmas.de

Notizen

8. Arbeitszeugnis

Rechtsgrundlage

- § 109, Absatz 1 GewO
  Der Arbeitnehmer hat bei Beendigung eines Arbeitsverhältnisses Anspruch auf ein schriftliches Zeugnis. Das Zeugnis muss mindestens Angaben zu Art und Dauer der Tätigkeit (einfaches Zeugnis) enthalten. Der Arbeitnehmer kann verlangen, dass sich die Angaben darüber hinaus auf Leistung und Verhalten im Arbeitsverhältnis (qualifiziertes Zeugnis) erstrecken.
- § 16 BBiG: Ausbildungszeugnis für Auszubildende
- § 2 Abs. 4 AltPflAPrV: Bescheinigung für Schüler in der Altenpflegeausbildung

! Auf berechtigten Wunsch des Arbeitnehmers muss der Arbeitgeber ein **Zwischenzeugnis** ausstellen.

Grundsätze

- Wahrheitspflicht
- Wohlwollen
- Vollständigkeit
- Klarheit und Verständlichkeit
- Elektronische Form ist ausgeschlossen (§ 109, Absatz 3 GewO)

Formulierungen zur Leistungsbeurteilung

- sehr gut: *stets zu unserer vollsten Zufriedenheit; stets außerordentlich zufrieden*
- gut: *zu unserer vollsten Zufriedenheit; stets zu unserer vollsten Zufriedenheit*
- befriedigend: *zu unserer vollen Zufriedenheit*
- ausreichend: *stets zu unserer Zufriedenheit*
- mangelhaft: *insgesamt zu unserer Zufriedenheit; war bemüht, den Anforderungen zu entsprechen*

Inform@tionen

http://www.arbeitszeugnis.de

Formulierungen im Arbeitszeugnis:
http://www.bau-job-online.de/arbeitszeugnis.html

9. Mutterschutz

Rechtsgrundlage

- Mutterschutzgesetz (MuSchG)
- Verordnung zum Schutze der Mütter am Arbeitsplatz (Mutterschutzrichtlinienverordnung – MuSchRiV)
- §§ 195–200 Reichssicherungsverordnung über Leistungen bei Schwangerschaft und Mutterschutz

Überblick

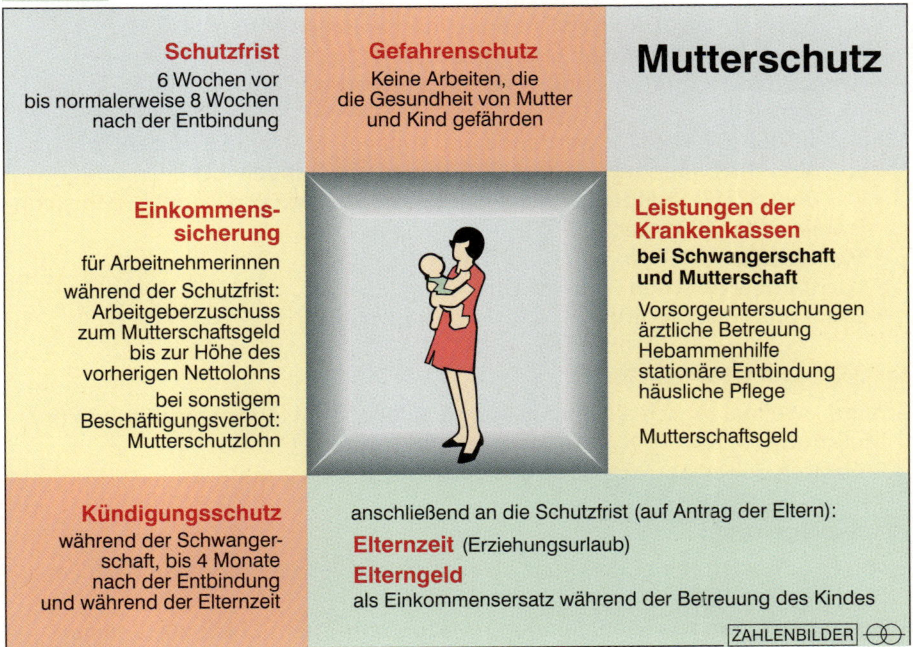
Schutzfrist
6 Wochen vor bis normalerweise 8 Wochen nach der Entbindung
Gefahrenschutz
Keine Arbeiten, die die Gesundheit von Mutter und Kind gefährden
Mutterschutz
Einkommens-sicherung
für Arbeitnehmerinnen
während der Schutzfrist: Arbeitgeberzuschuss zum Mutterschaftsgeld bis zur Höhe des vorherigen Nettolohns
bei sonstigem Beschäftigungsverbot: Mutterschutzlohn
Leistungen der Krankenkassen
bei Schwangerschaft und Mutterschaft
Vorsorgeuntersuchungen
ärztliche Betreuung
Hebammenhilfe
stationäre Entbindung
häusliche Pflege
Mutterschaftsgeld
Kündigungsschutz
während der Schwangerschaft, bis 4 Monate nach der Entbindung und während der Elternzeit
anschließend an die Schutzfrist (auf Antrag der Eltern):
Elternzeit (Erziehungsurlaub)
Elterngeld
als Einkommensersatz während der Betreuung des Kindes
ZAHLENBILDER
 141 213

Geltung des MuSchG

- Gilt für alle Frauen in einem Arbeitsverhältnis (§ 1 MuSchG), auch für Teilzeitbeschäftigte, geringfügig Beschäftigte, in der Berufsausbildung oder Probezeit
- Gilt bei befristeten Arbeitsverhältnissen bis zum Ablauf der Befristung

Mitteilungs- und Benachrichtigungspflicht

- Rechtzeitige Mitteilungspflicht über Schwangerschaft und mutmaßlichen Tag der Entbindung an den Arbeitgeber (§ 5 MuSchG), auf Verlangen durch ärztliches Zeugnis
- Benachrichtigung der Aufsichtsbehörde über die Schwangerschaft durch den Arbeitgeber (§ 5 MuSchG)

Schutzfristen

- Beschäftigungsverbot sechs Wochen vor der Entbindung; freiwillige Beschäftigung aber möglich (§ 3 MuSchG)
- Beschäftigunsverbot von acht Wochen nach der Entbindung, bei Früh- und Mehrlingsgeburten von zwölf Wochen (§ 6 MuSchG)

Gefahrenschutz

- Für werdende Mütter u. a. verboten (§ 4 MuSchG):
  - schwere körperliche Arbeiten
  - Arbeiten mit gesundheitsgefährdenden Stoffen oder Strahlen
  - regelmäßiges Tragen und Heben von Lasten mit mehr als 5 kg oder gelegentlich von mehr als 10 kg Gewicht ohne mechanische Hilfsmittel
  - Arbeiten mit bei häufigem und erheblichem Strecken oder Beugen
  - Arbeiten mit erhöhten Unfall- und Sturzgefahren
  - Akkordarbeit
- Beschäftigungsverbot für werdende und stillende Mütter (§ 8 MuSchG):
  - von über 8 Stunden täglich oder 80 Stunden pro Doppelwoche
  - von über 8,5 (8) Stunden täglich oder 90 (80) Stunden pro Doppelwoche (von Frauen unter 18 Jahren)
  - Mehrarbeit
  - Nachtarbeit zwischen 20 und 6 Uhr
  - Sonn- und Feiertagsarbeit

Stillzeiten für stillende Mütter

- mind. zweimal täglich eine halbe Stunde oder einmal täglich eine Stunde (§ 7 MuSchuG)
- Stillzeiten gelten als Arbeitszeit (§ 7 MuSchuG)

Kündigungsschutz

- von Beginn der Schwangerschaft bis zum Ablauf von vier Monaten nach Entbindung (§ 9 MuSchG)
- Ausnahmen nur nach Genehmigung der für den Arbeitsschutz zuständigen obersten Landesbehörde (§ 9 MuSchG)

Einkommenssicherung

- „Mutterschutzlohn"
  - Mutterschaftsgeld für die Zeit der Schutzfristen nach § 3 und § 6 MuSchG nach den Vorschriften der Reichsversicherungsordnung (§ 13 MuSchG)
  - plus Arbeitgeberzuschuss

Inform@tionen

Ausführliche Informationen unter: http://www.bmfsfj.de

10. Arbeitsgerichtsbarkeit

Rechtsgrundlage

- ArbGG

Zuständigkeit der Arbeitsgerichte (ArbGG)

- Streitigkeiten zwischen Arbeitgebern und Arbeitnehmern
- Streitigkeiten zwischen Tarifvertragsparteien

Verfahren (ArbGG)

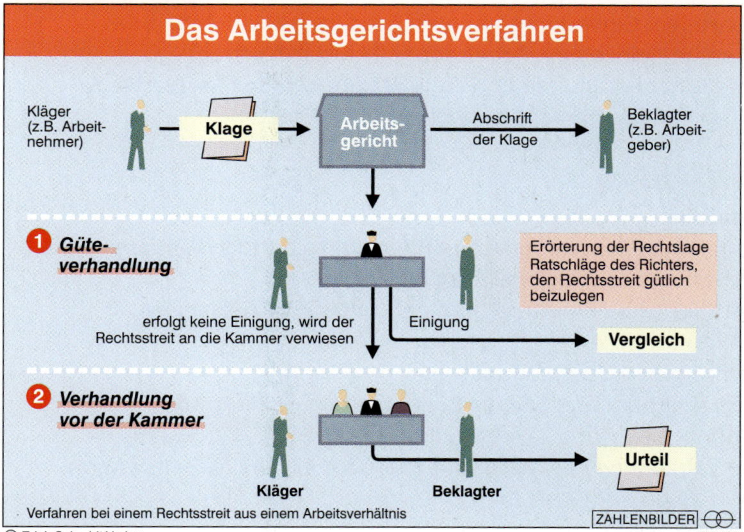

 129 162

Instanzenweg

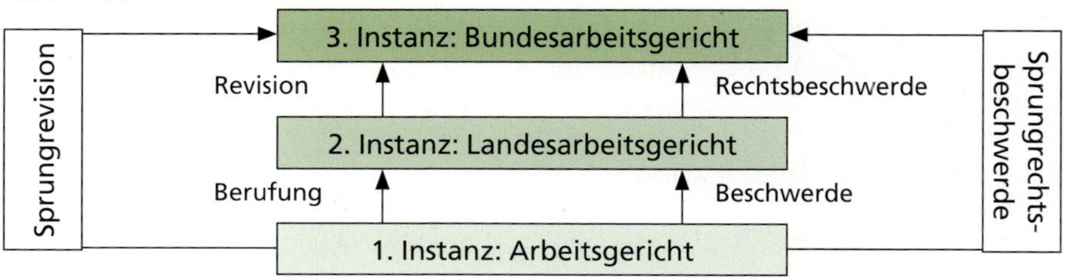

Inform@tionen

Arbeitsgerichtsgesetz (ArbGG):
http://www.gesetze-im-internet.de/arbgg/index.htm

11. Tarifvertrag

Rechtsgrundlage

- Art. 9 GG (Vereinigungsfreiheit)
- TVG
- TvöD bzw. AVR

Grundlagen

- Tarifvertrag: Schriftlicher Vertrag (§ 1 Abs. 2 TVG) zwischen den Tarifvertragsparteien
- Tarifvertragsparteien: Gewerkschaften und Arbeitgeberverbände bzw. Gewerkschaften und einzelnem Arbeitgeber (Haustarifvertrag)
- Tarifautonomie: Unabhängigkeit und Eigenständigkeit der Tarifvertragsparteien; Tarifverhandlungen ohne staatliche Einflussnahme

Funktion von Tarifverträgen

- Schutzfunktion
  - Schutz des einzelnen Arbeitnehmers vor dem wirtschaftlich stärkeren Arbeitgeber durch Festlegung von Arbeitsbedingungen
  - Chancengleichheit zwischen Arbeitnehmer- und Arbeitgeberseite
- Ordnungsfunktion
  - Vereinheitlichung und Überschaubarkeit
  - statt vieler Einzelarbeitsverträge ein kollektiver Arbeitsvertrag
- Friedensfunktion
  - während der Laufzeit (vereinbarte Gültigkeitsdauer) kein Arbeitskampf (Streik oder Aussperrung)

Lohn- und Gehaltstarifvertrag

- Löhne und Gehälter
- Ausbildungsvergütung
- Lohn- und Gehaltsgruppen mit Tätigkeits- und Qualifikationsmerkmalen
- Laufzeit: meist 12 bis 24 Monate

Rahmen- oder Manteltarifvertrag

- Arbeitszeit
- Urlaub
- Mehr-, Nacht-, Schicht-, Sonn- und Feiertagsarbeit
- Vermögenswirksame Leistungen
- Urlaubs- und Weihnachtsgeld
- Laufzeit: meist mehrere Jahre

Verbindlichkeit von Tarifverträgen

- Grundsätzlich nur für Gewerkschaftsmitglieder und tarifgebundene Arbeitgeber (Tarifbindung)
- In der Praxis: Tarifregelungen werden vom tarifgebundenen Arbeitgeber auch auf Nicht-Gewerkschaftsmitglieder übertragen, um Betriebsfrieden zu wahren
- Allgemeinverbindlicherklärung (§ 5 TVG) durch Bundesminister für Arbeit bzw. durch zuständige Landesminister: Tarifvertrag wird auch für alle nicht tarifgebundenen Arbeitgeber und Arbeitnehmer verbindlich.

Arbeitskampf

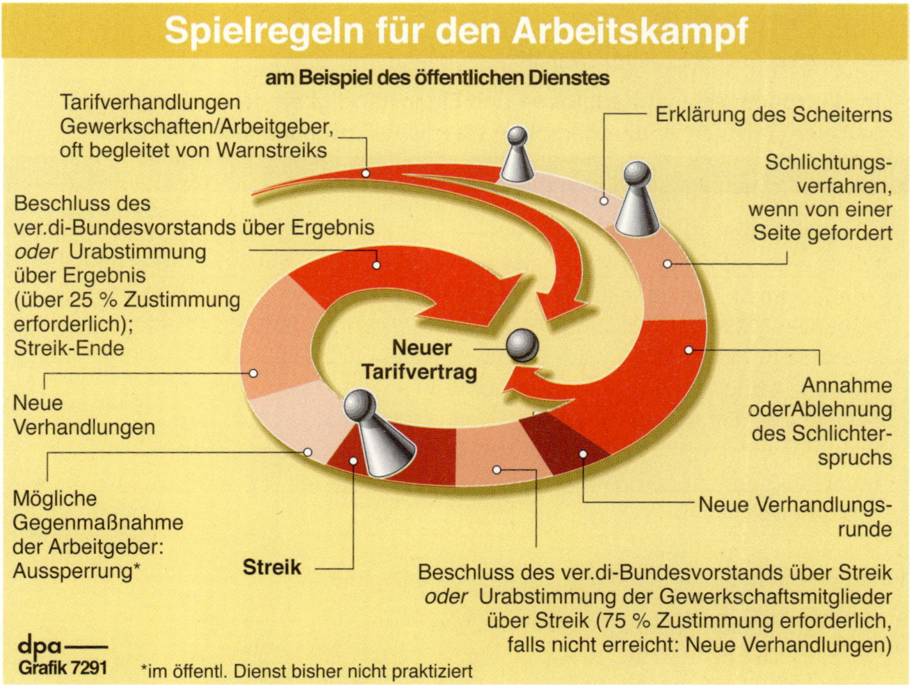
Spielregeln für den Arbeitskampf
am Beispiel des öffentlichen Dienstes
Tarifverhandlungen Gewerkschaften/Arbeitgeber, oft begleitet von Warnstreiks
Erklärung des Scheiterns
Schlichtungsverfahren, wenn von einer Seite gefordert
Beschluss des ver.di-Bundesvorstands über Ergebnis *oder* Urabstimmung über Ergebnis (über 25 % Zustimmung erforderlich); Streik-Ende
Neuer Tarifvertrag
Annahme oderAblehnung des Schlichterspruchs
Neue Verhandlungen
Neue Verhandlungsrunde
Mögliche Gegenmaßnahme der Arbeitgeber: Aussperrung*
Streik
Beschluss des ver.di-Bundesvorstands über Streik *oder* Urabstimmung der Gewerkschaftsmitglieder über Streik (75 % Zustimmung erforderlich, falls nicht erreicht: Neue Verhandlungen)
dpa Grafik 7291
*im öffentl. Dienst bisher nicht praktiziert

Tarifrecht in der Pflege

- Gewerkschaften:

ver.di
Vereinte Dienstleistungsgewerkschaft

Bundesvorstand
Paula-Thiede-Ufer 10
10179 Berlin

BiG
Gewerkschaft für Beschäftigte im Gesundheitswesen

Bundesgeschäftsstelle
Höllturm-Passage 5/6
78315 Radolfzell

- Tarifverträge:
  - TvöD (Tarifvertrag öffentlicher Dienst)
  - AVR (Arbeitsvertragsrichtlinien), in den Einrichtungen von Caritas, Diakonie und einigen Mitgliedern des Paritätischen Wohlfahrtsverbandes

Inform@tionen

WSI-Tarifarchiv der Hans-Böckler-Stiftung: http://www.boeckler.de/553.htm

Gesetzestexte, Tarifverträge:
http://www.diag-mav.de

http://www.verdi.de

http://www.gewerkschaft-big.de

Notizen

12. Betriebsverfassung

Rechtsgrundlage

- BetrVG
- PersVG
- MAVO
- Betriebsvereinbarungen

Grundlagen

- Betriebsverfassung: Zusammenarbeit zwischen Arbeitgeber und der gewählten Arbeitnehmervertretung auf Betriebsebene
- Vertretungsorgane je nach Betriebsart:

Betriebsart	Privatwirtschaft	Öffentlicher Dienst	Kirchliche Einrichtungen (Tendenzbetriebe)
Vertretungsorgan	Betriebsrat	Personalrat	Mitarbeitervertretung
Rechtsgrundlage	BetrVG	PersVG	MAVO

Vertretungsorgane nach dem Betriebsverfassungsgesetz

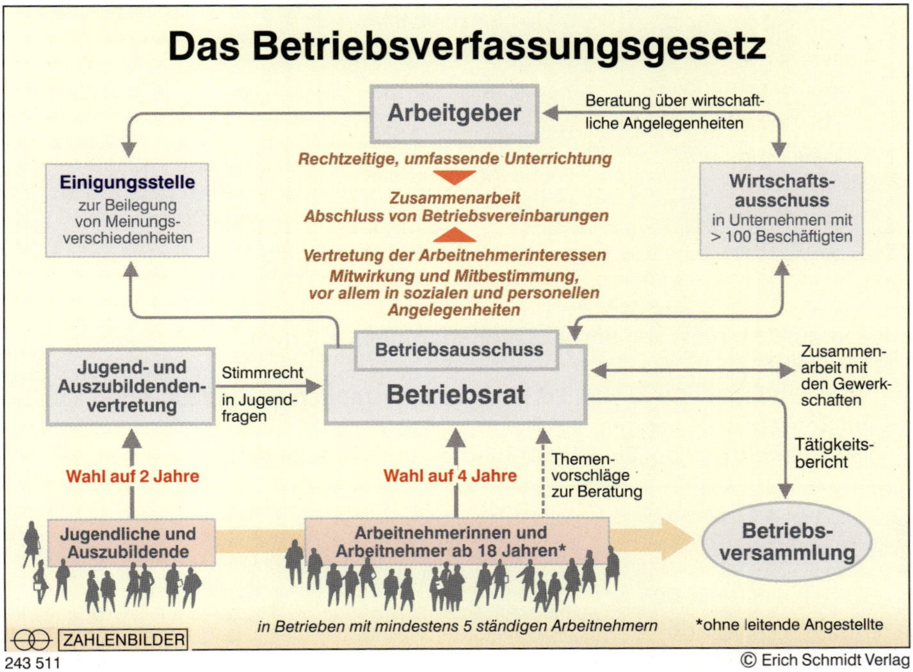
Das Betriebsverfassungsgesetz
Arbeitgeber
Beratung über wirtschaftliche Angelegenheiten
Rechtzeitige, umfassende Unterrichtung
Einigungsstelle zur Beilegung von Meinungsverschiedenheiten
Zusammenarbeit
Abschluss von Betriebsvereinbarungen
Wirtschaftsausschuss in Unternehmen mit > 100 Beschäftigten
Vertretung der Arbeitnehmerinteressen
Mitwirkung und Mitbestimmung, vor allem in sozialen und personellen Angelegenheiten
Betriebsausschuss
Betriebsrat
Jugend- und Auszubildendenvertretung
Stimmrecht
in Jugendfragen
Zusammenarbeit mit den Gewerkschaften
Tätigkeitsbericht
Wahl auf 2 Jahre
Wahl auf 4 Jahre
Themenvorschläge zur Beratung
Jugendliche und Auszubildende
Arbeitnehmerinnen und Arbeitnehmer ab 18 Jahren*
Betriebsversammlung
in Betrieben mit mindestens 5 ständigen Arbeitnehmern
*ohne leitende Angestellte
ZAHLENBILDER
243 511

© Erich Schmidt Verlag

Aufgaben des Betriebsrates

- wacht u. a. über die Einhaltung von Gesetzen, Verordnungen, Unfallverhütungsvorschriften, Tarifverträgen und Betriebsvereinbarungen
- beantragt Maßnahmen, die im Interesse von Belegschaft und Betrieb sind
- fördert die Eingliederung von Behinderten, ausländischen Arbeitnehmern und von sonstigen schutzbedürftigen Personen
- kümmert sich um die Interessen der jugendlichen Arbeitnehmer

Rechte des Betriebsrates

Mitwirkung und Mitbestimmung der Arbeitnehmer nach dem Betriebsverfassungsgesetz

Mitbestimmungsrechte	Mitwirkungsrechte	Beratungsrechte
Soziale Angelegenheiten (§ 87) – Betriebsordnung – Lage der Arbeitszeiten und der Pausen – Urlaubsplan – Gruppenarbeit – Unfallverhütung – betriebliche Berufsbildung – betriebliche Sozialeinrichtungen – Weiterbildung Beurteilungsgrundsätze (§ 94) Personalfragebogen	Personelle Einzelmaßnahmen (§ 99) – Einstellungen – Ein- und Umgruppierungen – Versetzungen Durchführung betrieblicher Bildungsmaßnahmen (§ 98) Kündigungen (§ 102) Umweltschutz (§ 98) Fremdenfeindlichkeit (§ 104)	Wirtschaftliche Angelegenheiten (§ 106) z. B. wirtschaftliche und finanzielle Lage, Produktion, Absatz, Investitionen, Rationalisierungen durch den vom Betriebsrat bestimmten Wirtschaftsausschuss Gestaltung des Arbeitsplatzes (§ 90) – Neu-, Um- und Erweiterungsbauten – technische Anlagen – Arbeitsverfahren

↓

Recht auf Abschluss von **Betriebsvereinbarungen** mit dem Arbeitgeber
- schriftlich
- vom Arbeitgeber und vom Betriebsratsvorsitzenden zu unterzeichnen
- im Betrieb auszuhängen
- Günstigkeitsprinzip: Einzelvertragliche günstigere Regelungen gehen vor.

Inform@tionen

http://www.bmas.de

http://www.dgb.de

1. Finanzierung von Pflegeleistungen

Rechtsgrundlage

- § 72 Abs. 3 SGB XI
  Versorgungsverträge dürfen nur mit Pflegeeinrichtungen abgeschlossen werden, die ... die Gewähr für eine leistungsfähige und wirtschaftliche Versorgung bieten, [...]

! Pflicht der ambulanten und stationären Pflegeeinrichtungen zu einer **wirtschaftlichen Leistungserbringung**

- Achtes Kapitel SGB XI: Pflegevergütung
- Vergütung der stationären Pflegeleistungen: §§ 82–88 SGB XI
- Vergütung der ambulanten Pflegeleistungen: § 89 und § 90 SGB XI

Pflegesatzvereinbarungen in stationären Pflegeeinrichtungen

- Pflegesatzvereinbarungen zwischen den Pflegeeinrichtungen und den Vertretern der Pflegekassen und den Sozialhilfeträgern (§ 85 SGB XI)
- Art, Inhalt, Umfang und Kosten der Leistungen, für die ein Pflegeheim eine Vergütung beansprucht, sind durch die Einrichtung durch Pflegedokumentation oder andere geeignete Nachweise darzulegen (§ 85 Abs. 3 SGB XI).
- Schriftliche Stellungnahme des Heimbeirates oder des Heimfürsprechers ist nach § 7 Abs. 4 HeimG beizufügen.
- Evtl. zusätzliche Unterlagen sind durch das Pflegeheim vorzulegen: Jahresabschluss nach der Pflege-Buchführungsverordnung, personelle und sachliche Ausstattung und Kosten, Stellenbesetzung und Eingruppierung (§ 85 Abs. 3 SGB XI).
- Pflegesatzvereinbarung muss schriftlich abgeschlossen werden.
- Festsetzung durch die Schiedsstelle (§ 76 SGB XI), wenn Pflegesatzvereinbarung innerhalb von sechs Wochen nicht zustande kommt (§ 85 Abs. 5 SGB XI).

Pflegeheimvergleich

- § 92a SGB XI
  ... Die Pflegeheime sind länderbezogen, Einrichtung für Einrichtung, insbesondere hinsichtlich ihrer Leistungs- und Belegungsstrukturen, ihrer Pflegesätze und Entgelte sowie ihrer gesondert berechenbaren Investitionskosten miteinander zu vergleichen ...

Pflegesatz

- Pflegesatz = Vergütung pro Kalendertag in einer stationären Pflegeeinrichtung

– Bestandteile der Pflegesätze:

Kosten	Umfang	Kostenträger
Pflegekosten (Unterschiede nach Pflegestufe) § 82 SGB XI	– Sach- und Personalkosten für die Pflegeleistungen – zum Verbrauch bestimmte Pflegehilfsmittel, z. B. Desinfektionsmittel, Handschuhe – soziale Betreuung	Pflegekassen
Unterkunft und Verpflegung § 82 SGB XI	– Wohnraummiete – Energiekosten – Ernährung – Sach- und Personalkosten für Reinigung	Bewohner/-in bzw. Sozialhilfeträger
Investitionskosten § 82 SGB XI	– Kosten für Anschaffung, Werterhaltung und Instandhaltung von Gebäuden und Grundstücken der Pflegeeinrichtung – Anlagegüter (z. B. Möblierung) – oder Kosten für Miete, Pacht, Nutzung oder Mitbenutzung von Gebäuden, Grundstücken und Anlagegütern	Bewohner/-in bzw. Pflegewohngeld des Sozialhilfeträgers, sofern Pflegeeinrichtung nicht nach Landesrecht gefördert wird
Zusatzleistungen § 88 SGB XI	– besondere Komfortleistungen bei Unterkunft und Verpflegung (z. B. Einzelzimmerzuschlag) – zusätzliche pflegerisch-betreuende Leistungen (außer § 87b SGB XI)	Bewohner/-in
Ausbildungskosten § 82 a SGB XI	– Ausbildungsrefinanzierungsbetrag, wenn die Pflegeeinrichtung in der Altenpflege oder Altenpflegehilfe ausbildet	Bewohner/-in bzw. Sozialhilfeträger

Vergütungsvereinbarungen im ambulanten Bereich

– **Vergütungsfähige Leistungen:**
  • Erstbesuch
  • Grundpflege: Körperpflege, Ernährung, Mobilität
  • Hauswirtschaftliche Versorgung
  } gem. § 36 SGB XI
  • Beratungseinsatz gem. § 37 Abs. 3 SGB XI (Beratung und Qualitätssicherung in der häuslichen Pflege bei Pflege durch Angehörige)
– Wegegebühren
  • bereits in Punktzahlen enthalten, können aber auch gesondert vereinbart werden
  • halbe Wegegebühr, wenn innerhalb eines Einsatzes neben Leistungen der häuslichen Pflege auch Leistungen der häuslichen Krankenpflege nach SGB V erbracht werden

- **Nicht vergütungsfähige Aufwendungen:**
  - Investitionskosten und Betriebskostenzuschüsse der öffentlichen Hand
  - Betriebsnotwendige Aufwendungen können aber den Pflegebedürftigen als Investitionskosten in Rechnung gestellt werden, z. B. als prozentualer Pauschalbetrag.
- **Vergütung nach Leistungskomplex-System**

Leistungskomplexe

- Pauschaler, kein individueller Leistungsaufwand in Leistungskomplexen
- Leistungskomplexe mit Punktzahlen bewertet
- Punktzahlen als Maßstab für durchschnittlichen Aufwand und für das Verhältnis der Leistungskomplexe zueinander
- In Vergütungsverhandlungen: Aushandeln der Bewertung der Punktzahl in EUR- oder Cent-Beträgen
- Leistungskomplexe von Bundesland zu Bundesland unterschiedlich! (In Baden-Württemberg werden gar unterschiedliche Beträge nach Qualifikation der Pflegeperson angegeben.)
- Vgl. Beispiel auf S. 154: Leistungskomplexe des Saarlandes 2007

Häusliche Krankenpflege

- Medizinische Leistungen des ambulanten Pflegedienstes nach ärztlicher Verordnung gemäß § 37 Abs. 2 SGB V zur Sicherung des Ziels der ärztlichen Behandlung, z. B. Medikamente verabreichen, Verbände wechseln, Injektionen verabreichen, Absaugen, ...
- Leistungen als Krankenhaus-Ersatzpflege nach § 37 Abs. 1 SGB V für maximal vier Wochen
- Ambulante psychiatrische Pflegeleistungen nach den Richtlinien zur Verordnung von Häuslicher Krankenpflege nach § 92 SGB V
- Leistungen nach Pauschale durch Krankenkassen

Inform@tionen

Leistungskomplexe der Bundesländer vgl. Anlage 4 im Vierten Bericht über die Entwicklung der Pflegeversicherung, 2007: http://www.bmg.bund.de

Leistungskomplexe allgemein: http://www.vdak-aev.de

Überblick über Leistungsverzeichnis und Leistungskomplexe in tabellarischer Form: http://www.syspra.de

Richtlinien zur Verordnung von Häuslicher Krankenpflege: http://www.aok-gesundheitspartner.de

Finanzierung durch Pflegeversicherung, s. S. 17 ff.
Finanzierung durch Sozialhilfeträger, s. S. 30 ff.

Beispiel: Leistungskomplexe Saarland 2007

Saarland 2007					
Nr.	**Leistungskomplexe**	**Kategorie**	**Punktzahl**	**Punktwert**	**Betrag in EUR**
1	Kleine Morgen-/Abendtoilette	Grundpflege	350,00	0,0408	14,28
2	Große Morgen-/Abendtoilette	Grundpflege	550,00		22,44
3	Lagern	Grundpflege	100,00		4,08
4	Mobilisation	Grundpflege	150,00		6,12
5	Hilfe bei der Nahrungsaufnahme	Grundpflege	250,00		10,20
6	Sondenkost bei implantierter Magensonde (PEG)	Grundpflege	100,00		4,08
7	Darm- und Blasenentleerung	Grundpflege	100,00		4,08
8	Darm- und Blasenentleerung	Grundpflege	200,00		8,16
9	Hilfestellung beim Verlassen und Wiederaufsuchen der Wohnung	Grundpflege	70,00		2,86
10	Begleitung bei Aktivitäten außerhalb der Wohnung	Grundpflege	600,00		24,48
11	Beheizen der Wohnung	hauswirtschaftliche Versorgung	100,00		4,08
12	Reinigung der Wohnung	hauswirtschaftliche Versorgung	100,00		4,08
13	Wechseln und Waschen der Wäsche und Kleidung	hauswirtschaftliche Versorgung	60,00		2,45
14	Großer Einkauf	hauswirtschaftliche Versorgung	360,00		14,69
15	Kleiner Einkauf	hauswirtschaftliche Versorgung	100,00		4,08
16	Zubereitung einer warmen Mahlzeit in der Häuslichkeit des Pflegebedürftigen (nicht Essen auf Rädern)	hauswirtschaftliche Versorgung	300,00		12,24
17	Zubereitung einer sonstigen warmen Mahlzeit in der Häuslichkeit des Pflegebedürftigen	hauswirtschaftliche Versorgung	100,00		4,08
18	Pflegeeinsätze nach § 37 Abs. 3 SGB XI				16,00
19	Erstbesuch		600,00	0,0408	24,48

Quelle: VdAK/AEV, Vierter Bericht über die Entwicklung der Pflegeversicherung, S. 125

2. Kostenrechnung: Kostenstellen und Kostenträger

Rechtsgrundlage

– § 71 SGB XI (selbstständig wirtschaftende Einrichtungen)

! Pflicht einer zugelassenen Pflegeeinrichtung zur Kostenrechnung

Beispiel von Kostenstellen und Kostenträgern in der ambulanten Pflege:

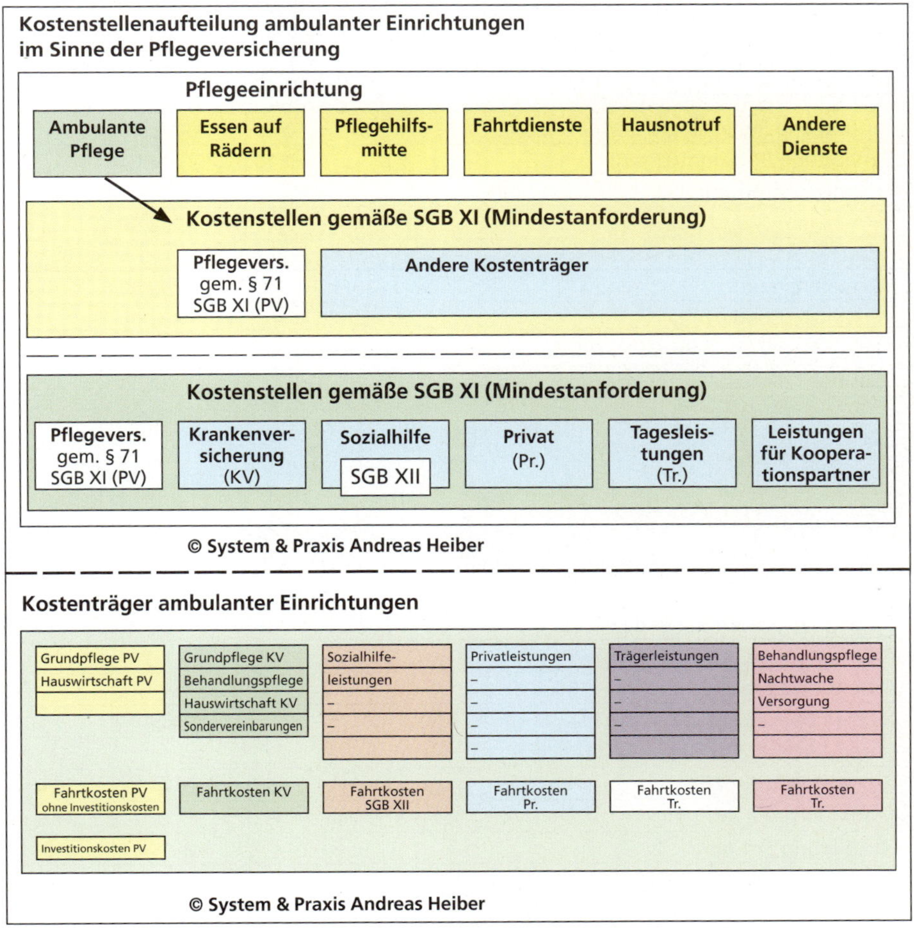

Quelle: www.syspra.de, Zugriff am 12.03.2008

3. Kalkulation

Beispiel einer Kalkulation

Kalkulation: Kosten einer Leistungsstunde für den Bereich **Privatleistungen**

1. Personalkosten				
Berufsgruppen	Anzahl	Rech. Stellen	Summe EUR	
Pflegekräfte	3	1,20	41 256,00	
Pflegehilfen	5	2,50	75 656,00	
Betreuungskräfte	5	2,00	56 456,00	
ZDL	1	0,50	3 500,00	
	14	**6,20**	**176 868,00**	
2. Verwaltungskosten				
Leitung und Steuerung (Personalkosten)	1	0,20	8 750,00	
Verwaltung (Personalkosten)	1	0,10	3 012,00	
Externe Verwaltung			500,00	
			12 262,00	
3. Sachkosten (ohne Fahrzeugkosten)				
Wirtschaftsbedarf			200,00	
Verwaltungsbedarf			300,00	
Mieten, Steuern, Abgaben, Versicherungen			3 500,00	
Sonstige Sachkosten			50,00	
			4 050,00	
4. Gesamtkosten				
Gesamtkosten			**193 180,00**	
Gesamtkosten pro Vollzeitstelle			**31 158,00**	
5. Nettoarbeitszeit pro Vollzeitstelle (auf Basis 5-Tage-Woche)				
Anzahl Jahrestage			365	
Anzahl Wochenenden und Feiertage			113	
Arbeitsstunden pro Tag			7,7	
Arbeitstage pro Woche (5-Tage; 6-Tage)			5	
Jahresarbeitsstunden Gesamt			**1 940,4**	
Anteil Teizeitkräfte pro Vollzeitstelle				**2**
Urlaubstage pro Jahr			29,0	29,0
Krankheitstage pro Jahr			11,0	11,0
Fortbildung pro Jahr			1,0	2,0
Zwischensumme				**1 617,0**
entspricht in Arbeitswochen			42,0	
Zeit für Dienstbesprechungen/Übergabe pro Arbeitswoche in Std.			1,00	84,0
Nettoarbeitszeit = Leistungszeit				1 533,0
6. Kosten pro Leistungsstunde in EUR				**20,32**

Quelle: www.syspra.de (Zugriff am 12.03.2008, 12:00 Uhr)

4. Organisationsformen

Aufbauorganisation

- Organisationsstruktur einer Einrichtung
- nach innen und außen gerichtet
- z. B. Bauweise, Organigramm, Stellenbeschreibung, Leitbild

Ablauforganisation

- Organisationsprozess einer Einrichtung
- nach innen gerichtet
- z. B. Pflegesystem, Dienstplan, Qualitätszirkel

! Pflegesysteme
- Abhängig vom Pflegeverständnis
- Unterscheidung je nach
  - Art und Weise der Arbeitsverteilung
  - Hierarchieaufbau
  - Handlungs- und Entscheidungsspielräumen
  - Intensität der Kooperationsbeziehungen

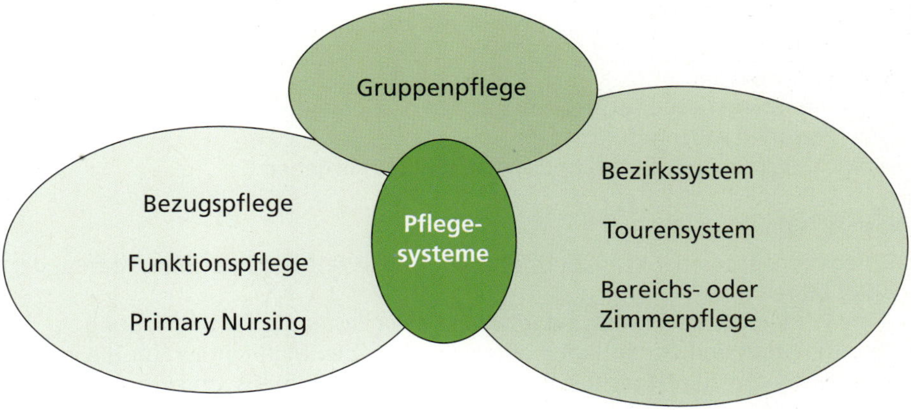

! Bei der Organisation von Pflege werden unterschiedliche Begriffe verwendet!

Bezirkssystem in der ambulanten Pflege

- Aufbau nach dem Prinzip der „Gemeindeschwester" in den 70er Jahren
- Pflegeperson versorgt die zu pflegenden Personen/Kunden in einem definierten Gemeindebezirk.

Tourensystem in der ambulanten Pflege

- Touren werden auf die Pflegekräfte nach bestimmten Kriterien verteilt, z. B.
  - nach gerechter Verteilung und nach Arbeitsanfall im Hinblick auf die Stufen der Pflegebedürftigkeit der zu pflegenden Personen
  - nach Fahrzeiten und kurzen Wegen

Bereichs- oder Zimmerpflege

- Einteilung der Pflege nach den Größen „Bereich" oder „Zimmer"

Gruppenpflege

- Pflege wird von Pflegepersonen, in der Gesamtheit als „Gruppe" (team nursing) definiert, durchgeführt.
- Die Team- bzw. Wohnbereichsleitung kennt die Bedürfnisse, Fähigkeiten, Ziele und Gefühle sowohl der zu pflegenden Personen als auch der Pflegepersonen und verteilt entsprechend die Aufgaben.

Bezugspflege

- Eine Pflegeperson ist über einen längeren Zeitraum für dieselben zu pflegenden Personen verantwortlich (Pflegekontinuität).
- Stark an der Bedürfnisbefriedigung der zu pflegenden Personen orientiert (Personenorientierung)

Funktionspflege

- Einzelne pflegerische Tätigkeiten werden nacheinander bei allen zu pflegenden Personen durchgeführt.
- Stark tätigkeitsorientiertes und arbeitsteiliges Vorgehen

Primary Nursing

- Pflegekonzept in der Krankenpflege in den USA seit Ende der 60er, Anfang der 70er Jahre
- Eine Primary Nurse (Primärpflegefachkraft) ist zuständig für die Planung, Koordination und Organisation aller erforderlichen Maßnahmen für die ihr zugeordneten zu pflegenden Personen (großer Handlungs- und Entscheidungsspielraum).
- Sie führt pflegerische Maßnahmen selbst durch oder delegiert diese an eine Associate Nurse (Begleitpflegefachkraft) sowie an andere Pflegepersonen wie Pflegehilfskräfte oder Pflegeschüler.
- Die Associate Nurse vertritt bei Abwesenheit die Primary Nurse und übernimmt die Pflege der ihr zugeteilten zu pflegenden Personen nach deren festgelegten Pflegeplan.
- Eine Primary Nurse und eine Associate Nurse sind in ihrer Funktion und Durchführung der Tätigkeiten gleichgestellt.

1. Grundlagen der Qualitätssicherung

Rechtsgrundlage

- Kap. 11 SGB XI, (§ 112 ff.)
- § 28, § 69, § 72 u. § 84 Abs. 5 SGB XI
- § 3 Abs. 1 und § 15 HeimG

Qualitätsverantwortung (§ 112 SGB XI)

- Träger der Pflegeeinrichtung für die Qualität der Leistungen ihrer Einrichtungen einschließlich der Sicherung und Weiterentwicklung der Pflegequalität verantwortlich
- Maßstäbe für die Qualität:
  - Die verbindlichen Anforderungen nach § 113 SGB XI sowie
  - die vereinbarten Leistungs- und Qualitätsmerkmale (§ 84 Abs. 5), insbesondere
    1. die Zuordnung des voraussichtlich zu versorgenden Personenkreises sowie Art, Inhalt und Umfang der Leistungen, die von der Einrichtung während des nächsten Pflegesatzzeitraumes erwartet werden,
    2. die von der Einrichtung für den voraussichtlich zu versorgenden Personenkreis individuell vorzuhaltende personelle Ausstattung, gegliedert nach Berufsgruppen, sowie
    3. Art und Umfang der Ausstattung der Einrichtung mit Verbrauchsgütern (§ 82 Abs. 2 Nr. 1).
- Pflichten der Pflegeeinrichtungen
  - Maßnahmen der Qualitätssicherung
  - Qualitätsmanagement
  - Anwendung von Expertenstandards
  - Mitwirkung bei Qualitätsprüfungen
- Umfang der Qualitätssicherung bei stationärer Pflege neben den allgemeinen Pflegeleistungen:
  - Medizinische Behandlungspflege
  - Soziale Betreuung
  - Leistungen bei Unterkunft und Verpflegung
  - Zusatzleistungen
- Beratung in Fragen der Qualitätssicherung durch den MDK

Maßstäbe und Grundsätze zur Sicherung und Weiterentwicklung der Pflegequalität nach § 113 SGB XI

- Entwicklung von Maßstäben und Grundsätzen durch die Spitzenverbände und den MDK auf Bundesebene
  - für die Qualität und die Qualitätssicherung der ambulanten und stationären Pflege und

  - zur Entwicklung eines einrichtungsinternen Qualitätsmanagements, das auf eine stetige Sicherung und Weiterentwicklung der Pflegequalität ausgerichtet ist.
- Veröffentlichung der Maßstäbe und Grundsätze im Bundesanzeiger
- Maßstäbe und Grundsätze für alle Pflegekassen, deren Verbände sowie für die Pflegeeinrichtungen unmittelbar verbindlich

Expertenstandards zur Sicherung und Weiterentwicklung der Qualität in der Pflege (§ 113a SGB XI)

- Entwicklung und Aktualisierung von Expertenstandards auf Bundesebene
- Veröffentlichung der Expertenstandards im Bundesanzeiger
- Expertenstandards für alle Pflegekassen, deren Verbände sowie für die Pflegeeinrichtungen unmittelbar verbindlich

Qualitätsprüfungen (§ 114 SGB XI)

- Prüfauftrag durch die Landesverbände der Pflegekassen an den MDK oder bestellten Sachverständigen
- Regelprüfung
  - bis einschließlich 2010 mindestens einmal
  - ab 2011 regelmäßig im Abstand von höchstens einem Jahr
  - Prüfumfang:
    - Ergebnisqualität (Pflegezustand, Wirksamkeit der Pflege- und Betreuungsmaßnahmen)
    - ggf. auch Prozessqualität (Ablauf, Durchführung und Evaluation der Leistungserbringung)
    - ggf. auch Strukturqualität (Rahmenbedingungen der Leistungserbringung)
  - Prüfinhalte: Qualität
    - der allgemeinen Pflegeleistungen,
    - der medizinischen Behandlungspflege,
    - der sozialen Betreuung einschließlich der zusätzlichen Betreuung und Aktivierung nach § 87b SGB XI,
    - der Leistungen bei Unterkunft und Verpflegung,
    - der Zusatzleistungen,
    - der Leistungen der häuslichen Krankenpflege nach § 37 SGB V.
- Anlassprüfungen
  - vollständige Prüfung mit dem Schwerpunkt der Ergebnisqualität
- Wiederholungsprüfung
  - Überprüfung, ob die festgestellten Qualitätsmängel beseitigt worden sind

Durchführung der Qualitätsprüfungen (§ 114a SGB XI)

- Prüfungen des MDK und der bestellten Sachverständigen grundsätzlich unangemeldet

- Rechte der Prüfer:
  - Grundstücke und Räume der Pflegeeinrichtungen jederzeit betretbar
  - Kommunikation mit den Pflegebedürftigen, ihren Angehörigen, vertretungsberechtigten Personen und Betreuern
  - Befragung des Heimbeirates
  - Wohnräume in teil- und vollstationären Einrichtungen nur mit Einwilligung der Pflegebedürftigen betretbar (Ausnahme nur zur Verhütung drohender Gefahren für die öffentliche Sicherheit und Ordnung)
  - Wohnungen bei der ambulanten Pflege nur mit Einwilligung der Pflegebedürftigen betretbar
- Prüfungen zur Nachtzeit nur zulässig, wenn zu anderen Tageszeiten das Ziel der Qualitätssicherung nicht erreichbar
- Prüfungen beinhalten auch
  - Inaugenscheinnahmen des gesundheitlichen und pflegerischen Zustandes von Pflegebedürftigen
  - Befragungen sowohl der Pflegebedürftigen als auch der Beschäftigten der Pflegeeinrichtungen, der Betreuer, Angehörigen sowie der Mitglieder der Interessenvertretungen der Heimbewohner
  - Inaugenscheinnahmen und Befragungen freiwillig
  - Erhebung, Verarbeitung und Nutzung personenbezogener Daten nur mit Einwilligung der betroffenen Pflegebedürftigen
- MDK soll die zuständige Heimaufsichtsbehörde an Prüfungen beteiligen.

Ergebnisse von Qualitätsprüfungen (§ 115 SGB XI)

- Leistungen und Qualität der Pflegeeinrichtungen werden hinsichtlich der Ergebnis- und Lebensqualität verständlich, übersichtlich und vergleichbar sowohl im Internet als auch in anderer geeigneter Form kostenfrei veröffentlicht.
- Bei Veröffentlichungen Anonymisierung der personenbezogenen und personenbeziehbaren Daten
- Pflicht der Pflegeeinrichtungen zum Aushang an gut sichtbarer Stelle:
  - Datum der letzten Prüfung durch den MDK
  - Einordnung des Prüfergebnisses nach einer Bewertungsstatistik
  - Zusammenfassung der Prüfergebnisse
- Bei festgestellten Qualitätsmängeln Maßnahmenbescheid durch Landesverbände der Pflegekassen an den Träger der Einrichtung mit Frist zur Beseitigung der Mängel
- Werden Mängel nicht fristgerecht beseitigt, kann Versorgungsvertrag gekündigt werden.
- Bei Pflichtverletzungen der Pflegeeinrichtungen können die vereinbarten Pflegevergütungen entsprechend gekürzt werden; der Kürzungsbetrag ist an die betroffenen Pflegebedürftigen, andere Leistungsträger (Sozialamt) und an die Pflegekassen zurückzuzahlen.
- Bei schwerwiegenden, kurzfristig nicht behebbaren Mängeln in stationären Einrichtungen besteht die Pflicht der Pflegekassen, den betroffenen Heimbewohnern auf deren Antrag eine andere geeignete Pflegeeinrichtung zu vermitteln.

- Bei schwerwiegenden Mängeln in der ambulanten Pflege Untersagung einer weiteren Betreuung des Pflegebedürftigen möglich; Pflegekasse muss dann einen anderen geeigneten Pflegedienst vermitteln.

Zusammenarbeit mit der Heimaufsicht (§ 117 SGB XI)

- Pflicht der Landesverbände der Pflegekassen und des MDK zur Zusammenarbeit mit den Heimaufsichtsbehörden bei der Zulassung und der Überprüfung der Pflegeheime, um ihre wechselseitigen Aufgaben nach dem SGB XI und nach den heimrechtlichen Vorschriften insbesondere durch
  - gegenseitige Information und Beratung,
  - Terminabsprachen für eine gemeinsame oder arbeitsteilige Überprüfung von Heimen oder
  - Verständigung über die im Einzelfall notwendigen Maßnahmen.

Qualitätsverpflichtung der Pflegeeinrichtungen

- Versorgungsverträge mit Pflegeeinrichtungen (§ 72 SGB XI) nur mit der Verpflichtung,
  - nach § 113 SGB XI ein interne Qualitätsmanagement einzuführen und weiterzuentwickeln,
  - alle Expertenstandards nach § 113a anzuwenden
- Leistungen der Leistungserbringer nach allgemein anerkannten Stand medizinisch-pflegerischer Erkenntnisse (§ 28 u. 69 SGB XI)
- Verpflichtung der Heime, ihre Leistungen nach dem jeweils allgemein anerkannten Stand fachlicher Erkenntnisse zu erbringen (§ 3 Abs. 1 HeimG)
- Angemeldete und unangemeldete Prüfungen jederzeit möglich (§ 15 HeimG)

Qualitätsbegriff

- DIN EN ISO 8402
  Qualität ist die Gesamtheit von Eigenschaften und Merkmalen eines Produktes oder einer Dienstleistung, die sich auf die Eignung zur Erfüllung festgelegter oder vorausgesetzter Erfordernisse beziehen.

Qualitätsstufen (nach Fiechter & Meier)

Stufe 0	Stufe 1	Stufe 2	Stufe 3
Gefährliche Pflege – Mangelhafte Pflege – Zu Pflegende erleiden Schäden durch Unterlassungen oder Fehler.	**Sichere Pflege (Routinepflege)** – Ausreichende Pflege – Zu Pflegende werden routinemäßig, aber kaum individuell gepflegt.	**Angemessene Pflege** – Gute Pflege – Zu Pflegende werden individuell gepflegt. – Geäußerte Bedürfnisse und Gewohnheiten werden berücksichtigt.	**Optimale Pflege** – Erstklassige Pflege – Zu Pflegende werden bei Entscheidungen mit einbezogen und können selbstbestimmt agieren. – Gezielte Hilfe in der Anpassung an veränderte Umstände

Inform@tionen

http://www.bmfsfj.de

http://www.kda.de

V. Fiechter &. M. Meier: Pflegeplanung. Eine Anleitung für die Praxis, Basel, Recom 1981

Notizen

2. Leitbild

Rechtsgrundlage

- § 113 SGB XI: Maßstäbe und Grundsätze zur Sicherung und Weiterentwicklung der Pflegequalität

! Leitbild als allgemeinste Ziel- und Grundsatzerklärung einer Organisation, als „realistisches Idealbild“ und Leitsystem, an dem sich alles Handeln orientieren soll

Inhalte

- **Mission (Auftrag)**
  Woher kommen wir? Wer sind wir? Was tun wir?
- **Vision (Strategische Ziele)**
  Wohin gehen wir? Was wollen wir erreichen?
- **Werte und Leitsätze (Art und Weise der Umsetzung)**
  Wofür stehen wir? Wie gehen wir miteinander (Mitarbeiter, Kunden) um?

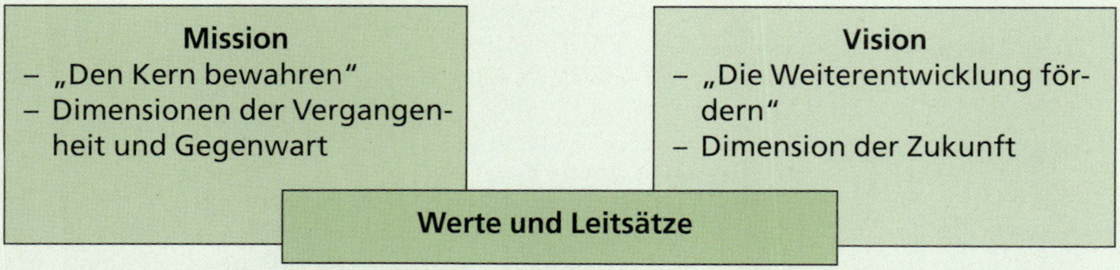

Funktionen

- **Organisationsbezogene Funktionen**
  Orientierung, Stabilität, Integration, (Qualitäts-)Managementinstrument
- **Mitgliederbezogene Funktionen**
  Motivation, Corporate Identity (Identifizierung mit der Einrichtung), Kooperation, Disziplinierung
- **Funktionen nach außen**
  Image, Reputation, Werbung

Risiken

- „Leerformeln“, Utopie statt Vision

Inform@tionen

„Ältestes Leitbild“ in der Pflege ist das Gelübde von Florence Nightingale: vgl. http://www.pflegewiki.de

3. Pflegekonzeption

Aufgaben

- Konzeption und Strukturierung der Pflege einer Einrichtung
- Beschreibung von Organisation und Arbeitsweise
- Orientierung für Mitarbeiter und Öffentlichkeit

Inhalte

Pflegemodell Pflegetheorie	– Grundlage für die professionelle Pflegepraxis: konkretisiert werden Aufgaben, Zuständigkeiten und Verantwortung des Pflegepersonals – Unterscheidung je nach Pflegeschwerpunkt: **Bedürfnismodelle bzw. -theorien**, z. B. nach • Monika Krohwinkel • Nancy Roper et al • Dorothea Orem **Interaktionsmodelle bzw. -theorien**, z. B. nach • Hildegard Peplau • Imogene King **Ergebnismodelle bzw -theorien**, z. B. nach • Callista Roy **Humanistische Modelle bzw. Theorien**, z. B. nach • Jean Watson **Kulturorientierte Modelle bzw. Theorien**, z. B. nach • Madeleine Leininger
Pflegesystem	Organisation durchzuführender Tätigkeiten in einer Pflegeeinrichtung, wie z. B. durch Bezugs-, Funktionspflege oder Primary Nursing, s. S. 157 ff.
Pflegeprozess	– Allgemeine Orientierung und Strukturierung im Problemlösungs- und Beziehungsprozess – Hilfsmittel zur Pflege und Pflegedokumentation durch die Bereiche: • Einschätzung des Pflegebedarfs • Benennung der Ressourcen und Probleme • Planung von Zielen und Maßnahmen • Durchführung der geplanten Maßnahmen • Evaluation der durchgeführten Maßnahmen
Innerbetriebliche Kommunikation	Beispiele: – Organigramm, wie. z. B. Linien- oder Stab-Linien-Organisation, System überlappender Gruppen – Stellenbeschreibung – Teamgespräche bzw. Besprechungen mit allen Abteilungen einer Einrichtung – Mitarbeitergespräche

Qualitätssicherungssystem	Beispiele: – Qualitätsmanagementmodell, wie z. B. EFQM, TQM, DIN ISO – Qualitätszirkel, Qualitätsbeauftragter – Pflegestandards
Kooperation mit anderen Diensten	Beispiele: – Kooperationsverträge mit Apotheken – Besuchsdienste – Hausnotangebote – Fahrdienste
Personelle, räumliche und sachliche Ausstattung	Beispiele: – Anzahl der Pflegeplätze – Größe der Einrichtung – Durchschnittlicher Personalstand – Annahme von Fort- und Weiterbildungsangebote – Spezialisiertes Fachpersonal

!

MDK prüft im Zuge der Qualitätsprüfungen auch die Pflegekonzeption:

- Grundlagen der MDK-Qualitätsprüfungen in der stationären Pflege, Erhebungsbogen vgl. Anlage 2 zur Prüfung der Qualität nach den §§ 112, 114 SGB XI in der stationären Pflege vom 10. November 2005, Kapitel 5
- Grundlagen der MDK-Qualitätsprüfungen in der ambulanten Pflege, Erhebungsbogen vgl. Anlage 1 zur Prüfung der Qualität nach den §§ 112, 114 SGB XI in der stationären Pflege vom 10. November 2005, Kapitel 5

i

Inform@tionen

http://www.mds-ev.org (MDK-Richtlinien, stationär)

http://www.mds-ev.de (MDK-Richtlinien, ambulant)

Notizen

4. Entwicklung eines Pflegekonzeptes
am Beispiel eines Pflege- und Betreuungskonzeptes für Menschen mit Demenz

Prinzipien

- Praxisnähe
- Einrichtungsspezifische Gegebenheiten
- Umsetzbarkeit
- Fachwissenschaftliche und pflegewissenschaftliche Grundlagen
- Bottom-up (Arbeitsgruppe aus Mitarbeitern, Management und ggf. mit Pflegebedürftigen und deren Angehörigen)

Ablauf der Arbeitsgruppensitzungen

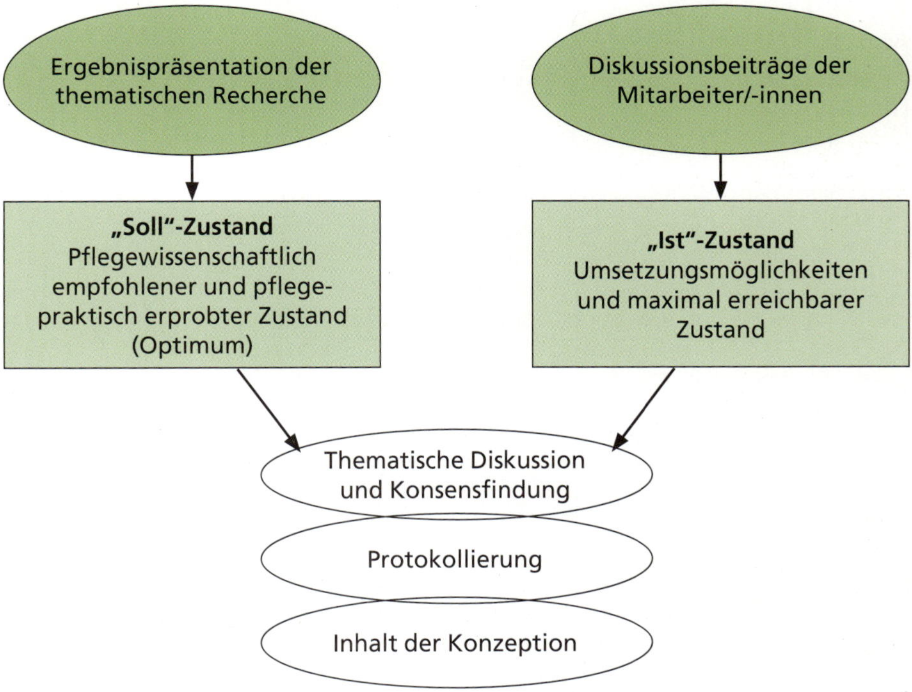

Quelle: Mathias Fünfstück und Dailea Oertel: Leitfaden zeigt Weg zum gelebten Konzept. Entwicklung eines Pflege- und Betreuungskonzeptes für Menschen mit Demenz. In: Pflegezeitschrift, 61. Jahrg., Heft 2, Febr. 2008, S. 82 ff.

Instrumente zur Erfassung von pflegerelevanten Bedürfnissen

- Cohen-Mansfield Agitation Inventory (CMAI)
- Dementia Care Mapping (DCM)
- Functional Independence Measure (FIM)
- Heidelberger Instrument zur Erfassung von Lebensqualität bei Demenz (H.I.L.D.E)

Inhalte eines Pflegekonzeptes

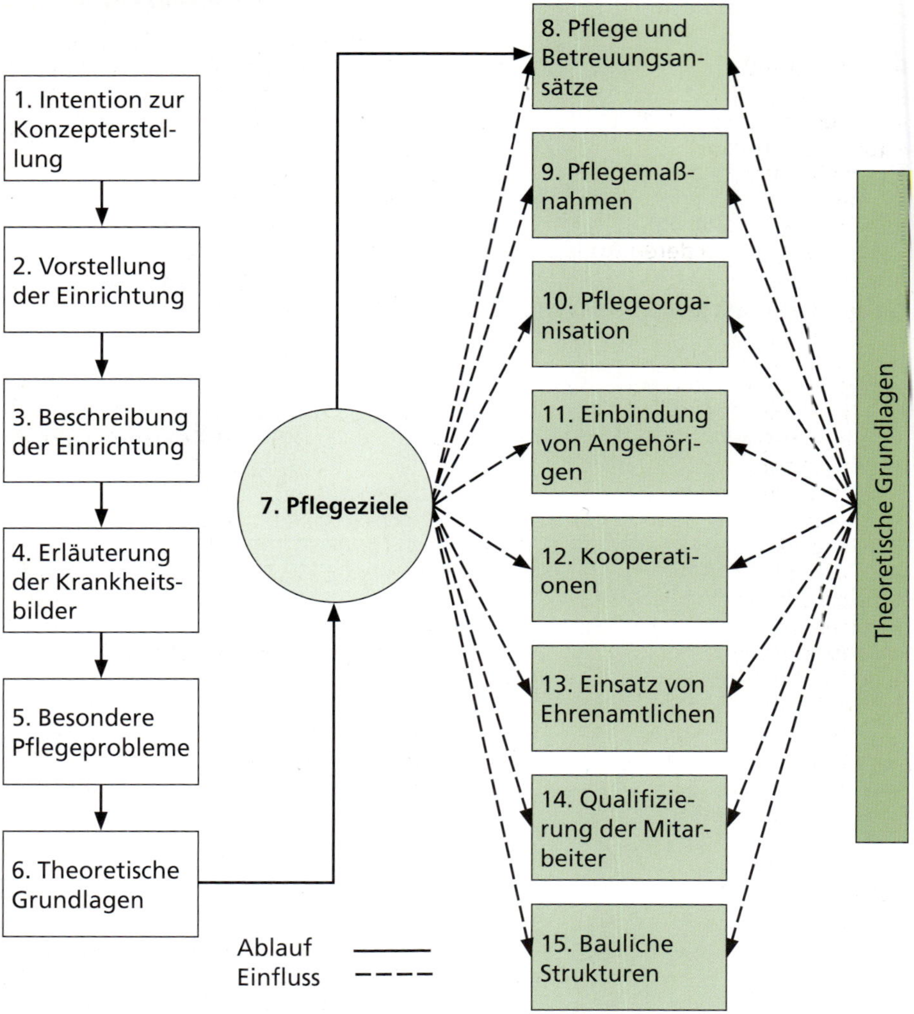

Quelle: Mathias Fünfstück und Dailea Oertel: Leitfaden zeigt Weg zum gelebten Konzept. Entwicklung eines Pflege- und Betreuungskonzeptes für Menschen mit Demenz. In: Pflegezeitschrift, 61. Jahrg., Heft 2, Febr. 2008, S. 82 ff.

Inform@tionen

http://www.bmfsfj.de

http://www.christian-doppler-klinik.at

http://www.dcm-deutschland.de

http://www.kda.de

Stichwortverzeichnis

Bildquellenverzeichnis:

Arbeiterwohlfahrt, Bundesverband e. V., Berlin, Seiten 37, 45
BiG Gewerkschaft für Beschäftigte im Gesundheitswesen, Radolfzell, Seite 147
Deutscher Caritasverband e. V., Freiburg i. Br., Seiten 37, 39
Deutscher Paritätischer Wohlfahrtsverband, Gesamtverband e. V., Berlin, Seiten 37, 46
Deutsches Rotes Kreuz, Berlin, Seiten 37, 43
dpa Infografik GmbH, Hamburg, Seiten 12, 147
dpa Picture-Alliance GmbH, Frankfurt, Seiten 39, 41, 43 unten rechts, 44, 45
Diakonisches Werk der Evangelischen Kirche in Deutschland e. V., Stuttgart, Seiten 37, 41
Erich Schmidt Verlag GmbH & Co., Berlin, Seiten 10, 13, 14, 15, 16, 23, 27, 63, 64, 67, 70, 71, 73, 143, 145, 149
Project Photos GmbH & Co. KG, Augsburg, Seite 43 links oben
Statistisches Bundesamt,Wiesbaden, Seite 75
Ver.di–Vereinigte Dienstleistungsgewerkschaft, Berlin, Seite 147 links unten
Zentralwohlfahrtsstelle der Juden in Deutschland e.V., Frankfurt/M., Seiten 37, 47

Fotolia, New York, USA:

Bilderbox, Seite 43 oben und unten Mitte
Dawn Hudson, Seite 61 links und rechts unten
Hd-design, Seite 61 rechts oben
Maria.P., Seite 43 oben rechts
Monika Adamczyk, Seite 26
moonrun, Seite 117 links, links Mitte, rechts
Pixel, Seite 117 rechts Mitte
Wolfgang Jargstorff, Seite 43 links unten

Umschlag: Mauritius Images GmbH, Mittenwald